谨以此书献给我们的家人和恩师

炎症性皮肤病
临床病理学鉴别诊断图谱

Atlas of Dermatopathology
Practical Differential Diagnosis by Clinicopathologic Pattern

主　编　［瑞士］ Günter Burg
　　　　［瑞士］ Werner Kempf
　　　　［德　］ Heinz Kutzner
副主编　［捷克］ Josef Feit
　　　　［美　］ Laszlo J Karai
主　审　陈柳青　董慧婷
主　译　庄杰仰　李小红　张江安　陈　佳
译　者　刘　欣　李　静　李彦锋　杨　蕾
　　　　张　航　张永红　陈旸谷　金芳草

世界图书出版公司
西安　北京　上海　广州

图书在版编目(CIP)数据

炎症性皮肤病临床病理学鉴别诊断图谱/(瑞士)冈特·伯格,(瑞士)维尔纳·肯普夫,(德)海因茨·库茨纳主编;庄杰仰等主译. —西安:世界图书出版西安有限公司,2020.3
书名原文:Atlas of Dermatopathology:Practical Differential Diagnosis by Clinicopathologic Pattern
ISBN 978 - 7 - 5192 - 5953 - 2

Ⅰ. ①炎… Ⅱ. ①冈… ②维… ③海… ④庄… Ⅲ. ①皮肤病—病理学—诊断学—图谱 Ⅳ. ①R751 - 64

中国版本图书馆 CIP 数据核字(2019)第 067661 号

书　　名　**炎症性皮肤病临床病理学鉴别诊断图谱**
　　　　　YANZHENGXING PIFUBING LINCHUANG BINGLIXUE JIANBIE ZHENDUAN TUPU
主　　编　[瑞士]Günter Burg　Werner Kempf　[德]Heinz Kutzner
主　　译　庄杰仰　李小红　张江安　陈　佳
责任编辑　马元怡
装帧设计　绝色设计
出版发行　**世界图书出版西安有限公司**
地　　址　西安市高新区锦业路1号都市之门C座
邮　　编　710065
电　　话　029 - 87214941　029 - 87233647(市场营销部)
　　　　　029 - 87234767(总编室)
网　　址　http://www.wpcxa.com
邮　　箱　xast@ wpcxa.com
经　　销　新华书店
印　　刷　西安牵井印务有限公司
开　　本　787mm × 1092mm　1/16
印　　张　24.25
字　　数　300 千字
版次印次　2020 年 3 月第 1 版　2020 年 3 月第 1 次印刷
版权登记　25 - 2017 - 0100
国际书号　ISBN 978 - 7 - 5192 - 5953 - 2
定　　价　298.00 元

译者名单

陈柳青　武汉市第一医院

董慧婷　郑州大学第一附属医院

庄杰仰　台湾基督长老教会马偕医疗财团法人马偕纪念医院

李小红　郑州大学第一附属医院

张江安　郑州大学第一附属医院

陈　佳　上海市皮肤病医院

刘　欣　新乡市第二人民医院

李彦锋　郑州市第一人民医院

李　静　濮阳市安阳地区医院

张永红　郑州大学附属郑州中心医院

陈旸谷　郑州大学第一附属医院

张　航　河南省南阳市第二人民医院

杨　蕾　火箭军特色医学中心

金芳草　郑州大学第一附属医院

原著作者名单

主　编

Günter Burg MD
Department of Dermatology
University Hospital Zürich
Zürich, Switzerland

Werner Kempf MD
Department of Dermatology
University Hospital Zürich
Zürich, Switzerland

Heinz Kutzner MD
Dermatopathology Institute
Friedrichshafen, Germany

副主编

Josef Feit MD, PhD
Pathology and Dermatopathology
MDgK plus, Biovendor
Brno, Czech Republic

Laszlo J Karai MD, PhD
Pathology and Dermatopathology
Miami Lakes
FL, USA

译者序

Günter Burg 教授于 1941 年 2 月 5 日出生于德国迈恩。在德国波恩和马尔堡医学院毕业后曾任慕尼黑路德维希 – 马克西里米安大学住院医师和教授，其后历任德国乌兹堡皮肤科主任，瑞士苏黎世大学医院皮肤科主任和此院副院长、院长。专业领域涉及皮肤肿瘤学、皮肤病理学、皮肤病学的远程教学和远程咨询。迄今为止共发表同行评审论文 740 篇，专著 30 本，其中包括 *Pathology and Genetics of Skin Tumours*（*WHO Classification of Tumours*）、*Cutaneous Lymphomas*、*Cutaneous Lymphomas: Unusual Cases*、*Atlas of Dermatopathology: Practical Differential Diagnosis by Clinicopathologic Pattern* 和 *Atlas of Dermatopathology: Tumors, Nevi, and Cysts*（Burg 教授的另一本图谱——*Clinical Dermatopathology: Infectious and Parasitic Dermatoses* 已交出版社待出版）。Burg 教授创建了国际皮肤淋巴瘤学会并任第一任主席；他还是德国科学家学会会员和现代媒体知识传播皮肤病学会在德国、奥地利和瑞士的代表。2007 年和 2011年他被国际皮肤病学会联盟和德国皮肤病学会授予终身成就奖。

2002 年当我在奥地利格拉茨医科大学皮肤科学习皮肤病理学和皮肤镜学时，有幸参加了第三届欧洲远程皮肤病学研讨会。会议中 Günter Burg 教授针对他创建并任主编的皮肤病学培训网站（http://www.cyberderm.net）做了精彩演讲，他讲完后我提议他可以把他的网站翻译成中文，这样我国的皮肤病医生也可以受益。之后果真如愿，我和我的同事张江安和李小红教授很荣幸地共同完成了网站中文版的审校工作。后来，Burg 教授和我商议将 *Atlas of Dermatopathology*：*Practical Differential Diagnosis by Clinicopathologic Pattern* 译为中文版，我很高兴地接受了他的提议。毕竟皮肤病理学是我专业领域里的至爱，Burg 教授是我敬重的前辈，翻译一本自己敬仰的前辈所著的、又是自己深爱的专业领域的书籍，不亦乐乎！

鉴 于 *Atlas of Dermatopathology: Practical Differential Diagnosis by Clinicopathologic Pattern*、*Atlas of Dermatopathology: Tumors, Nevi, and Cysts* 和 *Clinical Dermatopathology: Infectious and Parasitic Dermatoses* 是一套系列丛书，而且第一册是关于炎症性皮肤病的，我们还计划翻译出版另外两册，我们将第一册的书名定为《炎症性皮肤病临床病理学鉴别诊断图谱》，也就是本书。本书通过丰富的临床病理图片辅以简明的文字说明，同时结合独特的组织形式完美简要地诠释了常见炎症性皮肤病的临床病理特征和鉴别诊断。本书体现了Burg 教授和合作者在皮肤病理学领域的真知灼见，非常适合初学皮肤病理学的皮肤科和病理科医生使用。

参加翻译这本书的人员不仅包括皮肤病学和病理学经验丰富的教授，还包括刚踏入皮肤病学领域的年轻医生和研究生。非常感谢他们在繁忙工作学习之余对本书翻译做出的贡献。在翻译过程中，我们对书中不少细节问题与 Burg 教授通过电子邮件进行了沟通和修订，确保翻译能够精准表达作者的原意及其学术上的正确性。

在此对本书的署名做一说明。按照我国出版业的默认行规，我和陈柳青教授在翻译本书中起的作用应该是主译，而不是主审；相应地本书注明的主译应该为副主译。在最初与世界图书出版西安有限公司和参译者商榷本书的翻译和署名时，由于我们对默认行规的不了解就把我和陈柳青教授定为了主审。在本书完成翻译后世界图书出版西安有限公司的编辑发现了这一问题，经过商议，最终维持最初署名。还要强调的是，本书扉页上主审、主译与译者的署名均按姓氏笔画排序。

最后祝我国的皮肤科和病理科医生在皮肤病理学领域有所建树！

郑州大学第一附属医院皮肤科
董慧婷
2019 年 11 月

原书序

  这本图谱写给有意学习和掌握皮肤病理学实用方法的病理科医生和皮肤科医生。

  本书的结构和章节设计遵循开展形态学工作的基本方法。与临床（大体）形态学类似，组织形态学的第一步是在低倍镜下找到病理改变的部位；第二步在更高倍镜下评估病理学表现的分布或模式；第三步寻找能明确疾病诊断的特征，即诊断线索。

  这种基本方法与寻找和欣赏一幅画作的方法一样。在慕尼黑老绘画陈列馆近50间陈列室中的一间内展出了德国14~17世纪的绘画作品（第一步）。在其中，我们可以找到一幅Albrecht Altdorfer的精彩画作（1529年）（第二步）。近距离观察，我们可以在众多细节中发现波斯的大流士在逃窜，希腊的亚历山大在追赶（第三步）。这是"诊断"线索，告诉我们伊苏斯战争（公元前333年），西方征战东方是这幅作品的主题。

  看病理切片时，我们的大脑遵循相同的总体定位方法，首先识别原型模式，而后寻找能明确诊断的重要线索。

  因此，在这本书中，组织和细胞形态特征，而不是我们心中可能想到的任何病

公元前333年发生于伊苏斯的亚历山大之战，Albrecht Altdorfer作品
（慕尼黑巴伐利亚州绘画藏品）

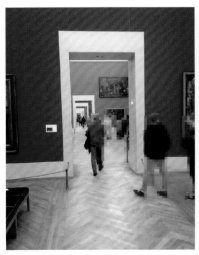
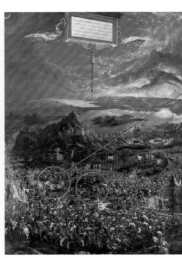
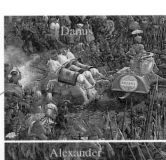
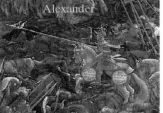

因应引导我们做出诊断。从表皮角质层开始，各章按表皮、真皮和皮下脂肪各层的病理表现排序，描述和展示各种皮肤病的原型，以及与原型相似的变异型和鉴别诊断。每种皮肤病都给出临床特征（Cl）和在低倍及高倍镜下的组织学特征（Hi），并标注出了特殊诊断线索。

很多组织学图片来源于 Hypertext Atlas of Dermatopathology（www.atlases.muni.cz）[1]。

参考文献不够详尽，但在一定程度上有助于读者获取更详细的信息。

---

1. *Hypertext Atlas of Dermatopathology*. Tosef Feit , Hana Jedličková, Zdeněk Vlašín, Günter Burg, Werner Kempf, Leo Schärer, Luděk Matyska (www.atlases.muni.cz).

缩略语

Cl   Clinical features   临床特征
CNS   Central nervous system   中枢神经系统
DIF   Direct immunofuorescence   直接免疫荧光
Hi   Histological features   组织学特征
HPF   High power feld   高倍镜视野
PAS   Periodic acid-Schiff   过碘酸希夫
PCR   Polymerase chain reaction   聚合酶链反应

郑重声明

未经出版商事先许可，不得以任何形式或手段，包括电子、机械、影印、录音或其他方式，复制或传播本书的任何部分，或将其存储于检索系统。

公司用于区分其产品的标识通常被称为商标。本书中使用的所有品牌名和产品名均为产品所有者的商品名、服务标识、商标或注册商标。出版商与本书提及的任何产品或供应商无关。本书的销售基于以下理解：出版商不提供专业服务。如果需要专业咨询或其他专家帮助，应寻求有资质的专业人员提供服务。

本书的内容拟用于更深入的一般科学研究和讨论。医学工作者不应依据本书内容为任何患者推荐或提倡某种特定方法、诊断或治疗。出版商、作者和译者对书中内容准确性或完整性不做陈述或保证；并且特别声明拒绝任何保证——包括对本书适用于对某一特定目的的说明。鉴于医学研究在不断进行，设备在不断升级，政府法规在不断变化，有关药品、设备、仪器的使用信息也在不断更新，建议读者复习和评估药品、设备和仪器说明书提供的信息，注意使用说明或适应证的变化，以及新增的警告和注意事项。必要时读者应酌情咨询专家。本书参考某个组织或网站信息作为进一步引证信息的潜在来源，并不意味着作者或出版商赞同该组织或网站提供的信息和提出的建议。此外，读者还应该知道，书中列出的互联网网站在书稿出版期间或出版后读者阅读时可能已经改变或消失。因此，在对本书的推广说明中对此或其他问题不做保证；出版商、作者和译者均不对由此产生的任何损害承担责任。

皮肤病理学基础

皮肤病理学基本表现

角质层

正角化

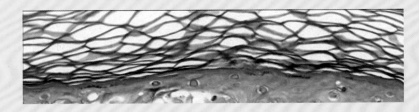

角化过度

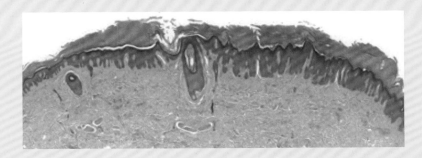

角化不全

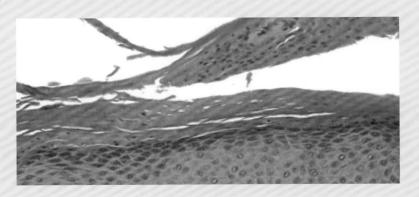

表 皮

表皮萎缩

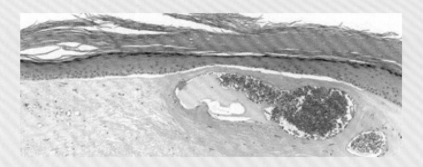

棘层肥厚

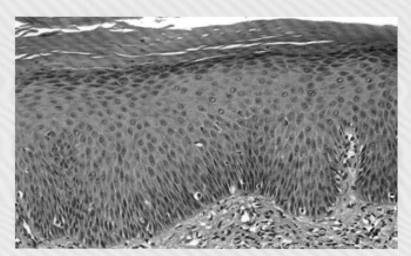

乳头瘤样增生

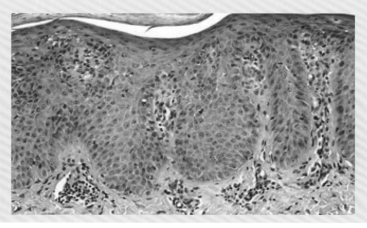

颗粒层增厚

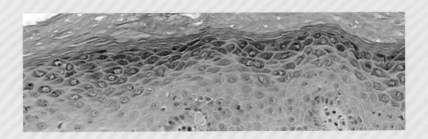

海绵样水肿

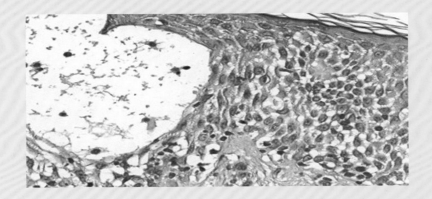

棘层松解

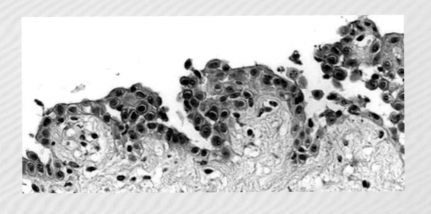

气球样变

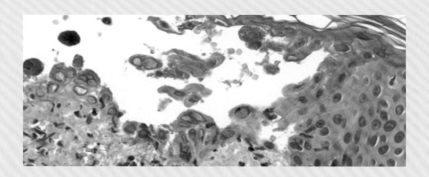

角化不良（图中 *）

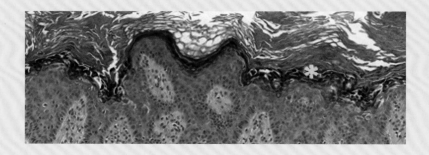

坏死的角质形成细胞

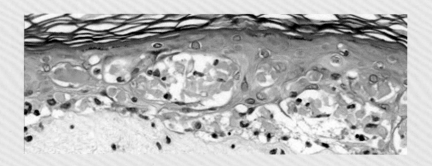

界 面

界面皮炎

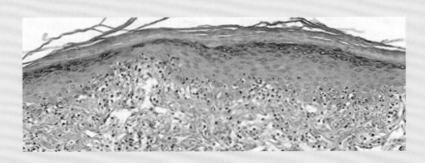

表皮下水疱

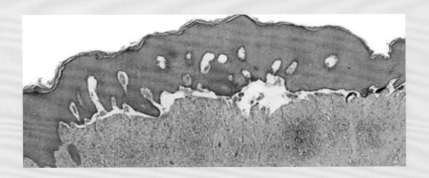

表皮下水肿

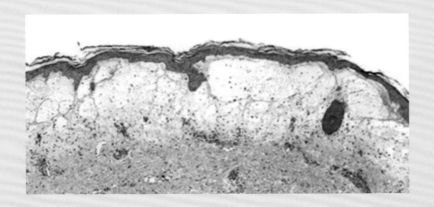

真　皮

纤维化

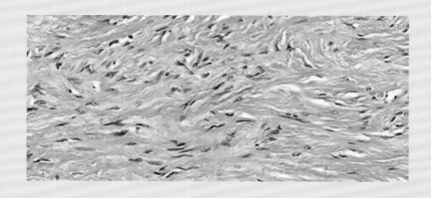

硬化

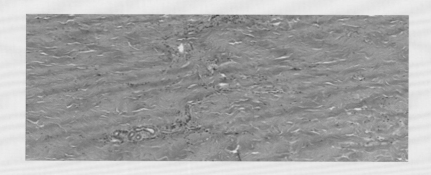

日光性弹性纤维变性

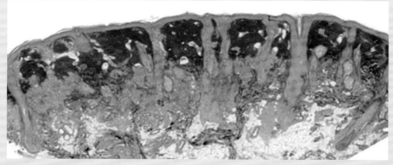

弹性纤维染色

血管炎

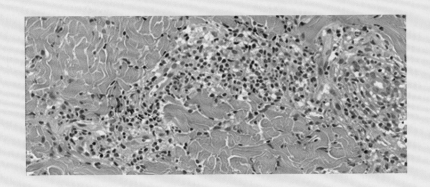

血管壁钙化

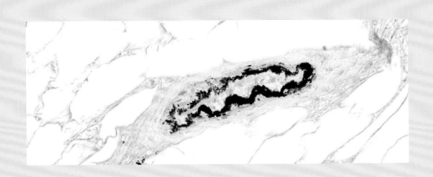

含有抗酸杆菌的朗汉斯巨细胞（插图）

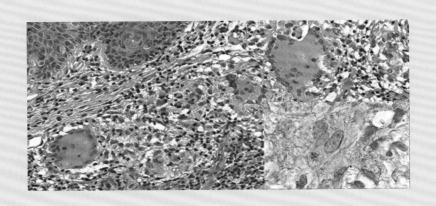

异物巨细胞

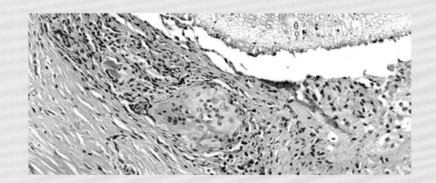

图顿巨细胞

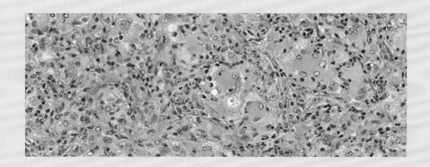

临床病理关联

　　对疾病进行诊断时，临床病理的关系基本有四种情况，即病理学对诊断的影响力可以是高、中、低或无。

1. 临床表现几乎相同时组织学具有高度诊断价值

银屑病（左）和脂溢性皮炎（右）

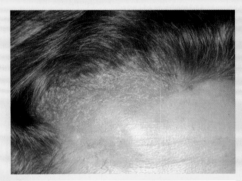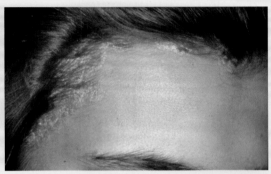

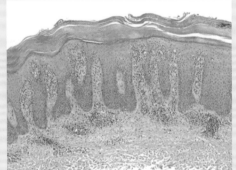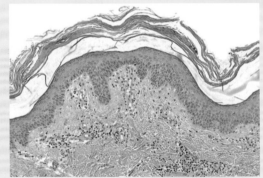

银屑病样棘层肥厚　　　　　　　角化不全性鳞屑呈游离漂浮状，不伴银屑病样棘层肥厚

荨麻疹（左）和 Sweet 综合征（右）

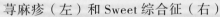

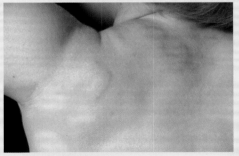

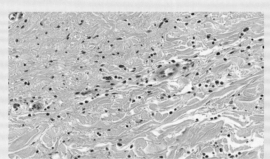

稀疏的中性粒细胞浸润

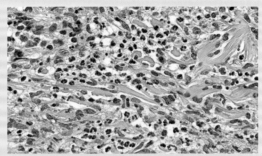

密集成片的中性粒细胞

扁平苔藓（左）和硬化萎缩性苔藓（右）

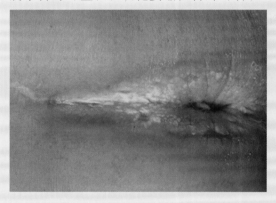

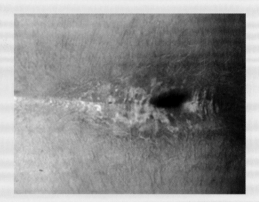

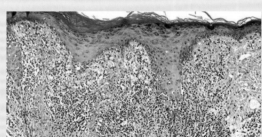

伴颗粒层肥厚和苔藓样界面皮炎的锯齿样模式

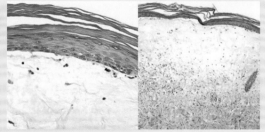

三色模式：红色表皮、白色硬化和蓝色带状浸润

2. 仅为证实临床诊断而不是必要检查时，组织学具有中度诊断价值

钱币状皮炎（左）和真菌感染（右）

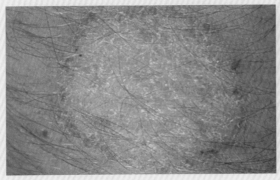 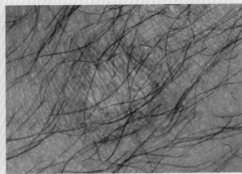

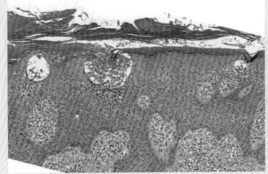 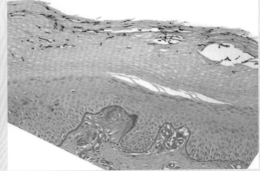

没有菌丝和孢子的痂屑　　　　　　　　角质层可见菌丝和孢子

3. 临床医生必须依靠临床表现诊断时，组织学诊断价值较低

暂时性棘层松解性皮肤病（Grover病）（左）和家族性慢性良性天疱疮（Hailey-Hailey病）（右）

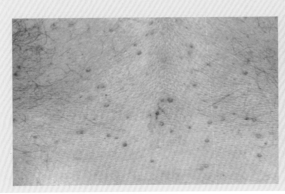 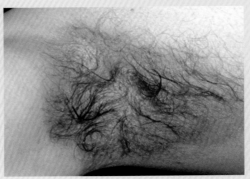

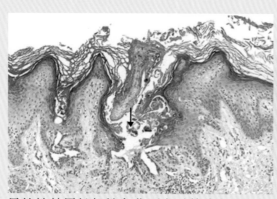 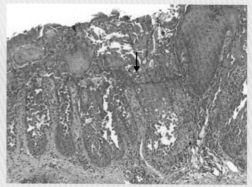

局灶性棘层松解性角化不良（箭头）　　　　表皮全层棘层松解（箭头）

系统性弥漫性硬皮病（左）和局限性硬皮病（硬斑病）（右）

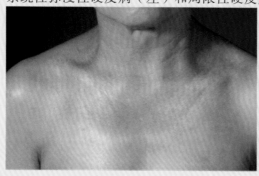 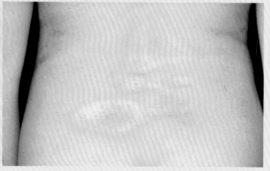

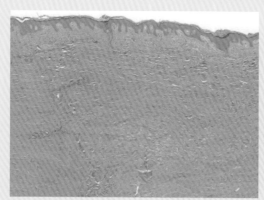 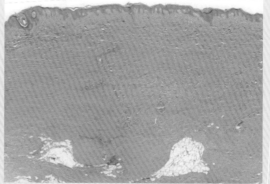

皮肌炎（左）和急性系统性红斑狼疮（右）

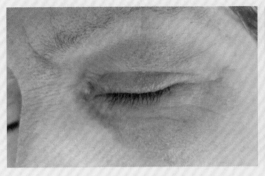
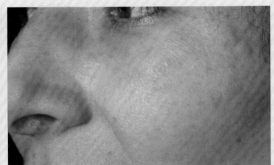

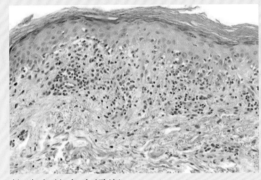
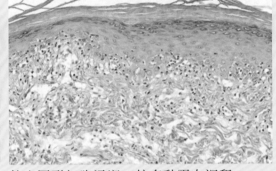

较致密的炎症浸润 　　　　　　　　较少圆形细胞浸润，较多黏蛋白沉积

4. 临床和组织学表现都不能明确诊断，常需结合临床病程或对治疗的敏感性做出明确诊断时，组织学几乎没有诊断价值

假性淋巴瘤（左）和皮肤 B 细胞淋巴瘤（右）

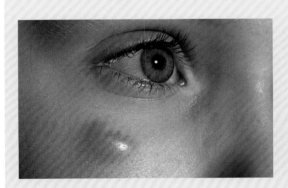
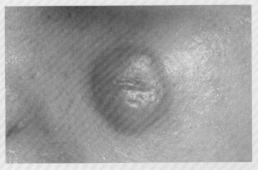

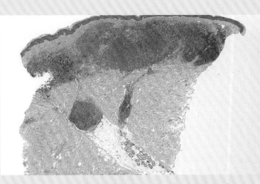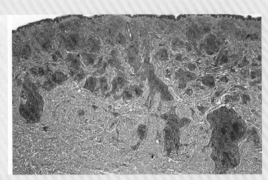

两种淋巴细胞浸润模式和免疫表型相似

疑难皮肤病诊断

　　详尽的病史、临床表现和组织形态学是正确诊断的基本要素，进一步结合一般实验室检查和其他特殊检查，如免疫表型分型、基因分型和分子技术等，将有助于医生对疑难病的诊断。

评估、描述、分析、斟酌四步诊断疑难皮肤病

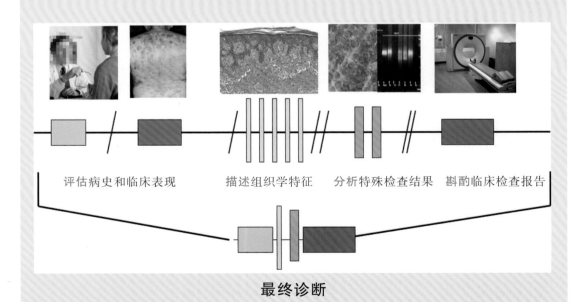

评估病史和临床表现　　描述组织学特征　　分析特殊检查结果　　斟酌临床检查报告

最终诊断

有用的链接

　　想了解更多常见皮肤病信息，可免费注册登录 www.cyberderm.net。

　　这个项目的指南可以查看 YouTube：https://www.youtube.com/watch?v=3ekhor 35w0w & feature=emm-upload_owner#action=share。

　　Hypertext Atlas of Dermatopathology（www.atlases.muni.cz）内发表有一个免费高分辨率组织图片集。

目　录

第 1 章
角质层

◎ 颗粒层变薄

◎ 颗粒层增厚

角质层

原型：寻常性鱼鳞病

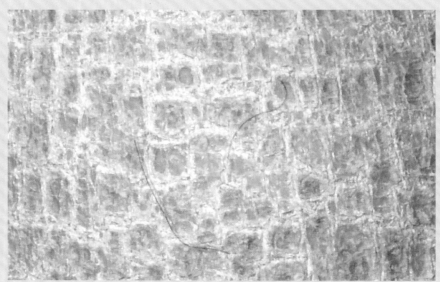

灰白色鳞屑

CI：出生第一年发病。皮肤呈鱼鳞状，干燥、粗糙、表面附着灰白色鳞屑，可见鳞屑脱落。皮损对称分布，但不累及屈侧。掌跖皮纹增多。常合并特应性皮炎（50%）

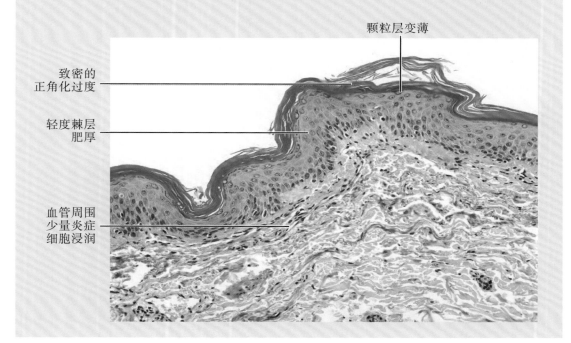

颗粒层变薄

致密的正角化过度

轻度棘层肥厚

血管周围少量炎症细胞浸润

寻常性鱼鳞病

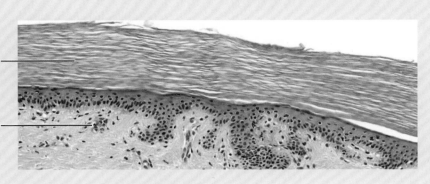

致密的
正角化过度

血管周围少量
炎症细胞浸润

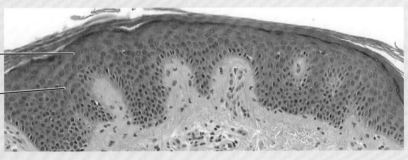

颗粒层变薄

轻度棘层肥厚

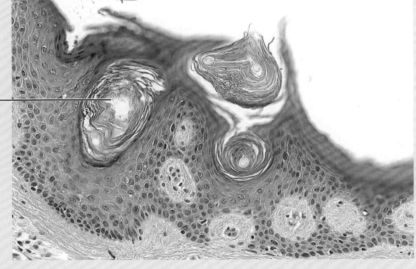

毛囊扩张和
角化过度

Hi：致密的正角化过度，颗粒层变薄或消失，伴角化不全，毛囊扩张和角化过度。表皮通常正常，可有棘层肥厚或萎缩。真皮乳头血管周围无或少量炎症细胞浸润

变异型：获得性鱼鳞病

组织学特征和寻常性鱼鳞病相同。

鉴别诊断：**豪猪状鱼鳞病**

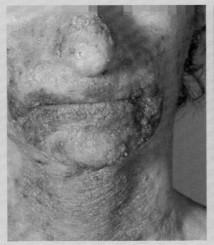

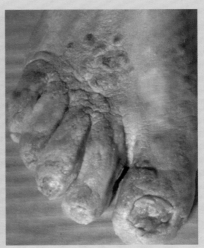

严重的
角化过度

CI：严重、深色的角化过度，有时呈棘刺状。有多种基因型。累及屈侧和掌跖

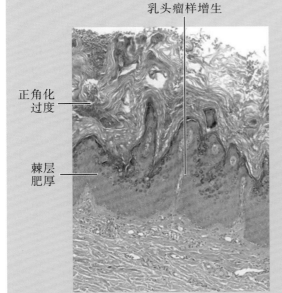

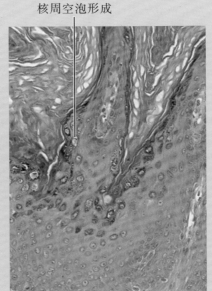

乳头瘤样增生

核周空泡形成

正角化
过度

棘层
肥厚

Hi：正角化过度，棘层肥厚，乳头瘤样增生，表皮突延长。颗粒层及棘层的角质形成细胞核周空泡形成，表现出表皮松解的特点

其他需要鉴别的疾病

雷夫叙姆综合征（遗传性共济失调性多发性神经炎样病）：基底层及基底上层角质形成细胞空泡形成（植烷酸蓄积，苏丹红染色）。

X 连锁显性遗传鱼鳞病（丑角样鱼鳞病）：临床特征和寻常型鱼鳞病相似，但累及屈侧，30% 伴发隐睾。基底层及基底上层角质形成细胞空泡形成（植烷酸蓄积，苏丹红染色）。

板层状鱼鳞病：具有遗传学多样性的疾病，泛发病例通常出生时表现为胶样婴儿。分红皮病型和非红皮病型。大部分伴转谷氨酰胺酶缺陷。组织学显示轻中度正角化过程，颗粒层正常或增厚，棘层肥厚和乳头状瘤样增生。

大疱性表皮松解性鱼鳞病（先天性大疱性鱼鳞病样红皮病）：出生时即表现为红皮病，伴泛发性水疱、糜烂，如同烧伤。最明显的组织学特征是棘层松解导致的浅表性水疱形成，伴表皮增厚。张力丝呈深色团块状，在细胞核周像贝壳一样排列。

鱼鳞病 – 毛发低硫营养不良综合征（Tay 综合征）：有额外的临床特征和生化特点。

参考文献

de Berker D, Branford W A, Soucek S, et al, 1993. Fatal keratitis ichthyosis and deafness syndrome (KIDS). Aural, ocular, and cutaneous histopathology. Am J Dermatopathol, 15(1): 64–69.

de Wolf K, Gourdain J M, Dobbeleer G D, et al, 1995. A particular subtype of ichthyosis congenita type III. Clinical, light, and electron microscopic features. Am J Dermatopathol, 17(6): 606–611.

Frenk E, Mevorah B, 1977. The keratinization disorder in collodion babies evolving into lamellar ichthyosis. Its possible relevance for determining the primary defect in lamellar ichthyosis. J Cutan Pathol，4(6): 329–337.

Hoang M P, Carder K R, Pandya A G, et al, 2004. Ichthyosis and keratotic follicular plugs containing dystrophic calcification in newborns: distinctive histopathologic features of x-linked dominant chondrodysplasia punctata (Conradi-Hunermann-Happle syndrome). Am J Dermatopathol, 26(1): 53–58.

Nabai H, Mehregan A H, 1979. Ichthyosis linearis circumflexa. J Cutan Pathol, 6(2): 148–149.

Niemi K M, Kanerva L, 1989. Ichthyosis with laminated membrane structures. Am J Dermatopathol, 11(2): 149–156.

Niemi K M, Kuokkanen K, Kanerva L, et al, 1993. Recessive ichthyosis congenita type IV. Am J Dermatopathol, 15(3): 224–228.

Okulicz J F, Schwartz R A, 2003. Hereditary and acquired ichthyosis vulgaris. Int J Dermatol, 42(2): 95–98.

Sandler B, Hashimoto K, 1998. Collodion baby and lamellar ichthyosis. J Cutan Pathol, 25(2): 116–221.

原型：板层状鱼鳞病

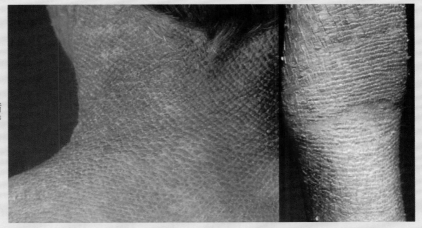

板层状鱼鳞病
颈部和前臂

CI：具有遗传学多样性的疾病，通常泛发病例出生时表现为胶样婴儿。分红皮病型和非红皮病型。大部分伴转谷氨酰胺酶缺陷

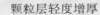

颗粒层轻度增厚

正角化
过度

棘层肥厚，
乳头瘤样增生

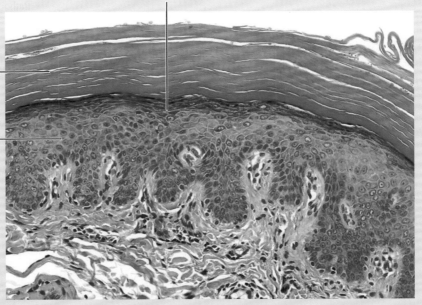

Hi：轻中度正角化过度，颗粒层正常或增厚，棘层肥厚，乳头瘤样增生

鉴别诊断：先天性鱼鳞病组中 X 连锁显性遗传鱼鳞病（丑角样鱼鳞病）

临床表现：与寻常性鱼鳞病相似，但累及屈侧，30% 合并隐睾。

组织学：基底层及基底上层角质形成细胞空泡形成（植烷酸蓄积，苏丹红染色）。

鉴别诊断：X 连锁隐性遗传鱼鳞病

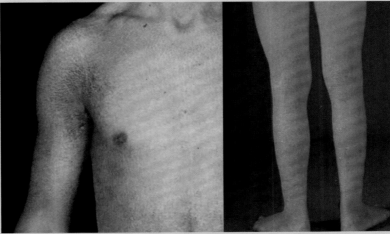

累及屈侧

CI：出生后一周内发病，表现为细小鳞屑和轻度红斑。数月后加重，棕色鳞屑累及屈侧在内的全身，外观肮脏

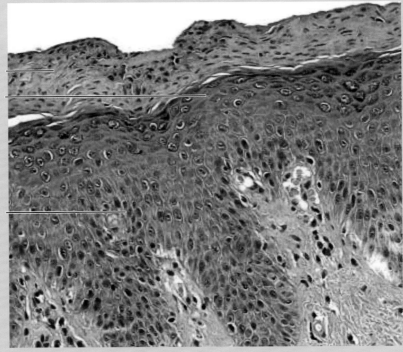

伴角化不全
的角化过度

颗粒层变薄

棘层肥厚，
乳头瘤样增生

Hi：显著角化过度，颗粒层增厚或正常、有时变薄，不同程度的棘层增厚和乳头瘤样增生，真皮乳头血管周围轻度至明显的炎症浸润

角
质
层

鉴别诊断：大疱性表皮松解性鱼鳞病（先天性大疱性鱼鳞病样红皮病）

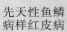
先天性鱼鳞
病样红皮病

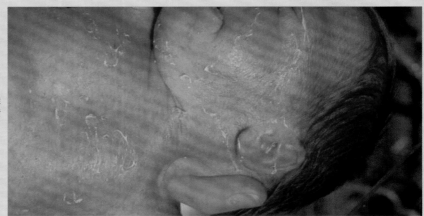

CI：出生时发病的红皮病，伴全身水疱、糜烂，如同烧伤

表皮松解性改变

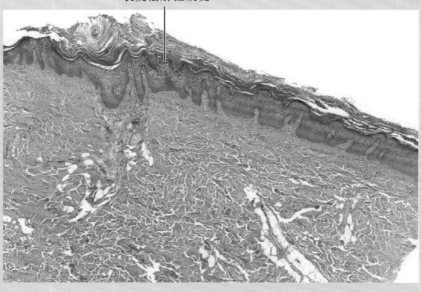

大疱性表皮松解性鱼鳞病

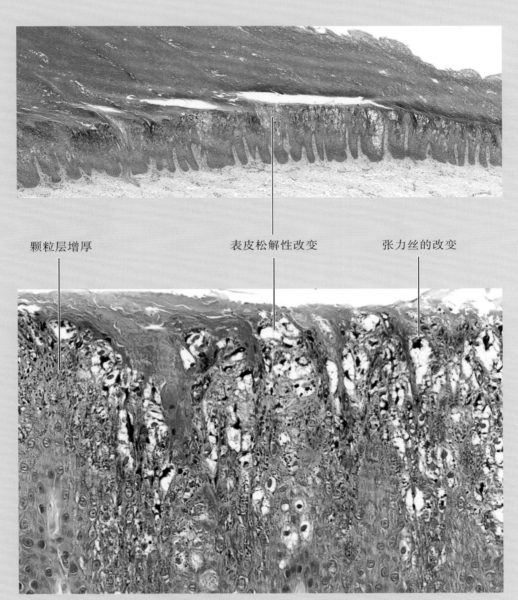

颗粒层增厚　　　　　　　表皮松解性改变　　　　张力丝的改变

Hi： 棘层上部和增厚的颗粒层显示表皮松解性改变，可导致浅表性水疱形成。张力丝呈深色团块状，在细胞核周像贝壳一样排列

鱼鳞病 – 耳聋综合征：额外的临床症状和生化结果。

· 鱼鳞病 – 耳聋综合征

　· 豪猪状鱼鳞病 – 耳聋综合征

　· 角膜炎 – 鱼鳞病 – 耳聋综合征

· Curth-Macklin 豪猪状鱼鳞病：表皮松解性改变，不伴大疱

· 先天性鱼鳞病样红皮病

· 中性脂沉积症伴鱼鳞病样红皮病（Dorfman 综合征）：基底层和颗粒层中可见泡沫状胞浆的角质形成细胞

变异性红斑角化病，多种表现：游走性红斑和（或）持久性角化性斑块。正角化过度，下方颗粒层正常，棘层肥厚，乳头瘤样增生。真皮浅层血管周围不同程度的淋巴细胞浸润。

鉴别诊断：**其他皮肤病**

- **黑棘皮病**：局限于屈侧，表皮基底层色素沉着过度。
- **表皮痣**（见 47 页）：局限性皮损，伴棘层肥厚和角化过度。
- **掌跖角化病**：局限于掌跖部位。
- **慢性湿疹**（**慢性单纯性苔藓**）（见 36 页）：灶状角化不全，真皮上层血管周围淋巴细胞浸润。
- **毛发红糠疹**（见 56 页）：水平方向和垂直方向交替出现的正角化过度和伴角化不全的角化过度（棋盘征）。血管周围轻微的炎症浸润，临床上表现为大片红斑中出现边界清楚的不受累的皮岛。
- **鸡眼**（见 46 页）：皮疹局限，棘层肥厚和角化过度，不伴炎症。

参考文献

Hoang M P, Carder K R, et al, 2004. Ichthyosis and keratotic follicular plugs containing dystrophic calcification in newborns: distinctive histopathologic features of x-linked dominant chondrodysplasia punctata (Conradi-Hunermann-Happle syndrome). Am J Dermatopathol, 26(1): 53–58.

第 2 章
表　皮

◎ 湿疹性

　　急性

　　亚急性

　　慢性

　　痒疹性

◎ 银屑病样

◎ 大疱性，棘层松解性

◎ 脓疱性

◎ 变性

　　坏死

　　气球样变

　　挖空细胞

◎ 萎缩性

原型：急性（接触性）皮炎

红斑、
丘疹和水疱

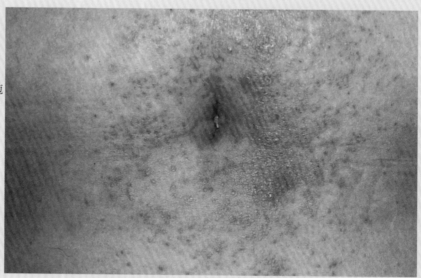

CI：在边界比较清晰的区域可见红斑、水疱和痂皮形成

海绵样
水肿性
水疱

棘层肥厚

炎症浸润

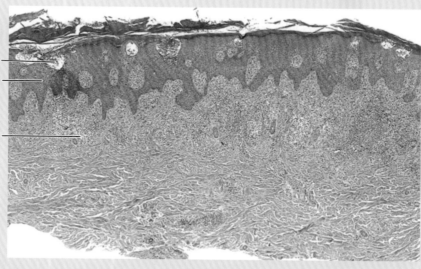

急性（接触性）皮炎

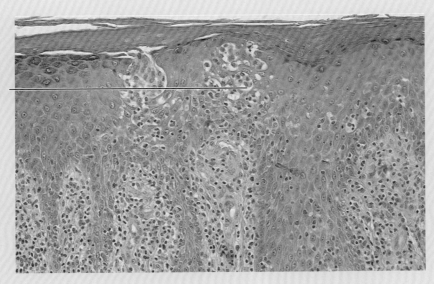

海绵样水肿
和朗格汉斯
细胞聚集

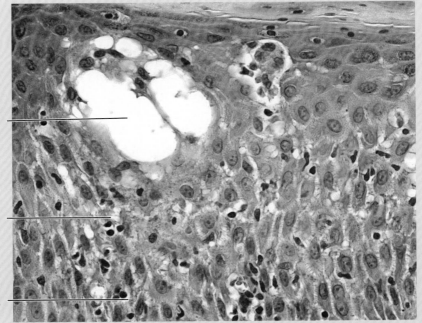

海绵样
水肿性
水疱

海绵样水肿

中性粒细胞

Hi：在疾病的不同阶段表现为程度不同的海绵样水肿、棘层肥厚和角化过度伴角化不全；弥漫性和血管周围淋巴细胞为主的炎症浸润，伴少量嗜酸性粒细胞或中性粒细胞；真皮乳头水肿

变异型：**汗疱性湿疹**

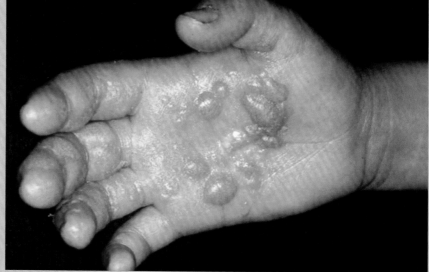

手掌
张力性水疱

CI：掌跖大小不一的水疱和大疱（汗疱疹）

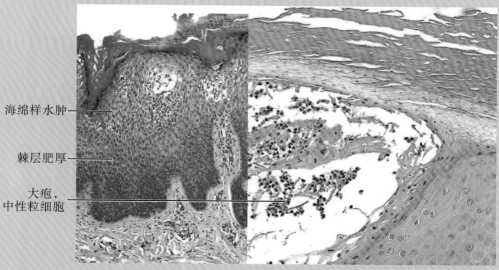

海绵样水肿——

棘层肥厚——

大疱，
中性粒细胞

Hi：海绵样水肿性水疱

急性中毒性接触性皮炎：角质形成细胞坏死并夹杂中性粒细胞。
急性变应性接触性皮炎：大量嗜酸性粒细胞。

表
皮

鉴别诊断：光毒性和光变应性皮炎

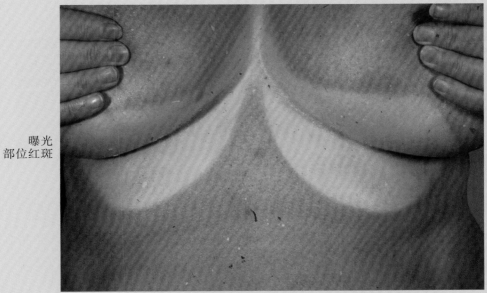

曝光
部位红斑

CI：曝光部位红斑、水疱或大疱，边界清晰（光毒性）或比较清晰（光变应性）

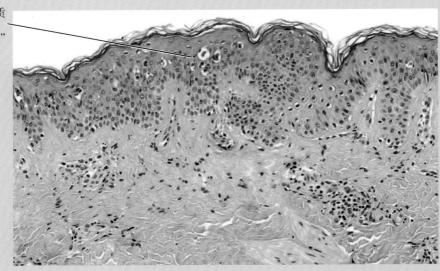

坏死的角质
形成细胞：
"晒伤细胞"

表
皮

光毒性和光变应性皮炎

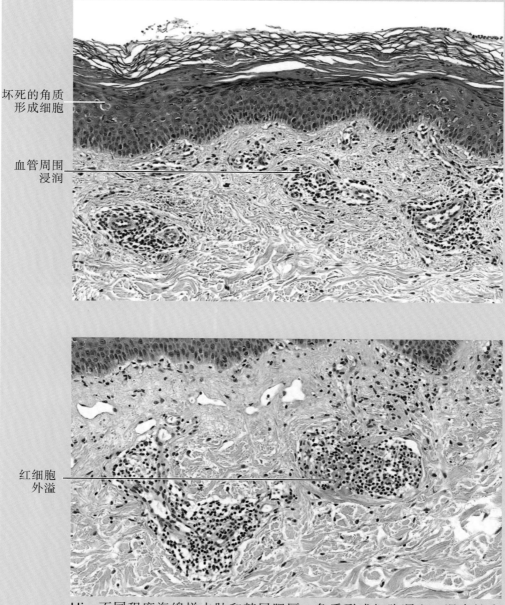

坏死的角质
形成细胞

血管周围
浸润

红细胞
外溢

Hi：不同程度海绵样水肿和棘层肥厚，角质形成细胞凋亡，混合性炎
症细胞浸润，包括淋巴细胞、嗜酸性粒细胞和少量中性粒细胞；红细
胞外溢，真皮浅层水肿

鉴别诊断： 多形性日光疹

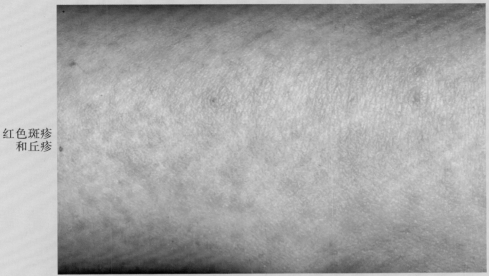

红色斑疹
和丘疹

CI：尽管多形性日光疹在单个患者皮疹形态单一，但不同患者临床表
现却有很多不同（多形性），表现为仅出现于曝光部位的红斑、丘疹
或丘疱疹

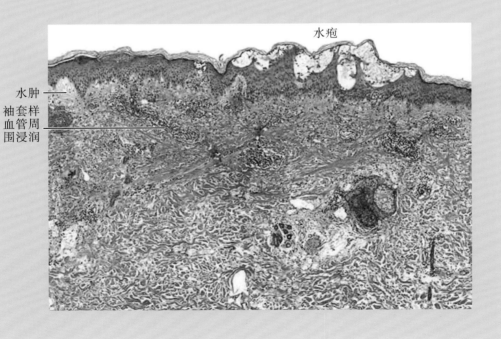

水疱

水肿

袖套样
血管周
围浸润

表
皮

多形性日光疹

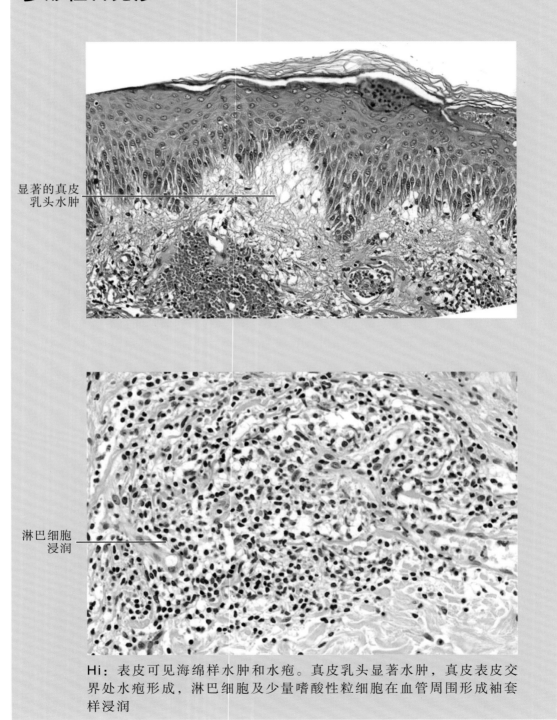

显著的真皮
乳头水肿

淋巴细胞
浸润

Hi：表皮可见海绵样水肿和水疱。真皮乳头显著水肿，真皮表皮交
界处水疱形成，淋巴细胞及少量嗜酸性粒细胞在血管周围形成袖套
样浸润

鉴别诊断：白 痱

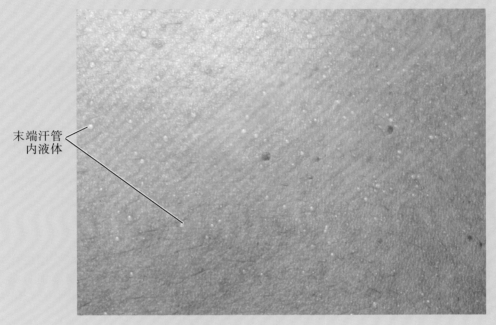

末端汗管
内液体

CI：汗管口红斑伴水晶样渗出

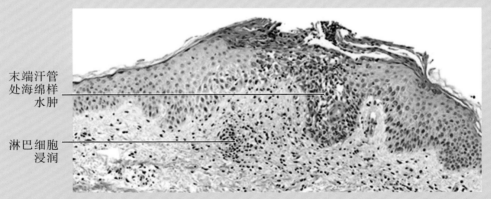

末端汗管
处海绵样
水肿

淋巴细胞
浸润

Hi：末端汗管处海绵样水肿。白痱：角层下水疱伴中性粒细胞。红痱：
末端汗管的上半部分海绵样水肿，真皮乳头层汗腺导管周围淋巴细
胞浸润

表
皮

其他需要鉴别的疾病

急性钱币状皮炎：角质层内含浆液（"湿润"的角质层），痂皮形成，表皮内水疱，中性粒细胞移入表皮。

Id 反应：根据临床背景，混杂有嗜酸性粒细胞，局灶性表皮改变。

寄生虫感染：大量嗜酸性粒细胞浸润，偶见可辨认生物体，如疥虫或其他生物残体。

寻常型天疱疮，大疱前期：海绵样水肿，嗜酸性粒细胞移入表皮（嗜酸性海绵样水肿）。DIF：表皮内细胞间 IgG 和 C3 沉积。

大疱性类天疱疮，大疱前期：海绵样水肿，嗜酸性粒细胞移入表皮。DIF：真皮表皮交界处 IgG 和 C3 线状沉积。

皮肤 T 细胞淋巴瘤（海绵样水肿型）：淋巴细胞核异型，在真皮表皮交界处呈线状排列并形成 Pautrier 微脓肿。

色素失禁症（早期水疱期）：嗜酸性海绵样水肿，坏死角质形成细胞漩涡状排列。

评 注

有荨麻疹样或湿疹样皮损的患者，当不能用接触性过敏、特应性皮炎、湿疹样药疹等原因解释时，应该考虑与寻常型天疱疮或者大疱性类天疱疮的大疱前期鉴别。对这类患者而言，利用 DIF 或免疫组化检测福尔马林固定的大疱性类天疱疮标本中的 C3d 对诊断潜在疾病很有帮助。

参考文献

Aydin O, Engin B, Oguz O, et al, 2008. Non-pustular palmoplantar psoriasis: is histologic differentiation from eczematous dermatitis possible? J Cutan Pathol, 35(2): 169–173.

Pfaltz K, Mertz K, Rose C, et al, 2010. C3d immunohistochemistry on formalin-fxed tissue is a valuable tool in the diagnosis of bullous pemphigoid of the skin. J Cutan Pathol, 37(6): 654–658.

原型：**钱币状皮炎**

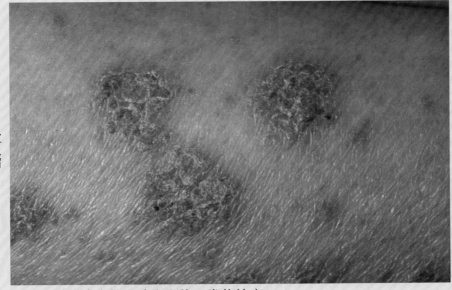

钱币状皮
损伴红斑、
脱屑

CI：硬币状渗出性斑片和斑块，常伴结痂

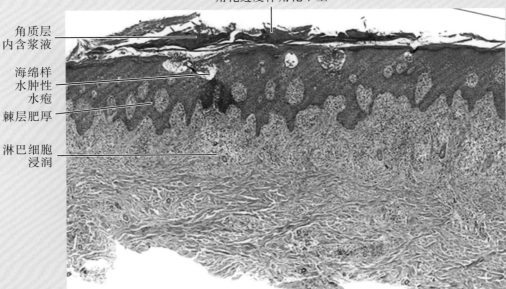

角化过度伴角化不全

角质层
内含浆液

海绵样
水肿性
水疱

棘层肥厚

淋巴细胞
浸润

Hi：角质层内含浆液（"湿润"的角质层），鳞痂形成，角化过度伴角
化不全，棘层肥厚，表皮内水疱，弥漫性和血管周围淋巴细胞、嗜酸性
粒细胞和（或）中性粒细胞浸润

表
皮

钱币状皮炎

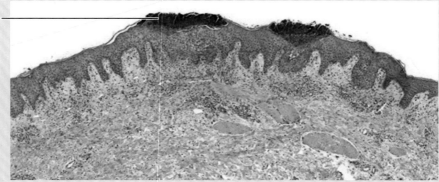

渗出物
和痂皮

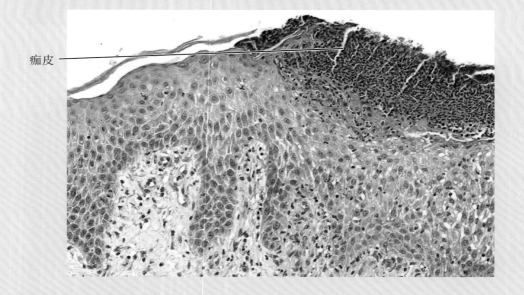

痂皮

钱币状皮炎

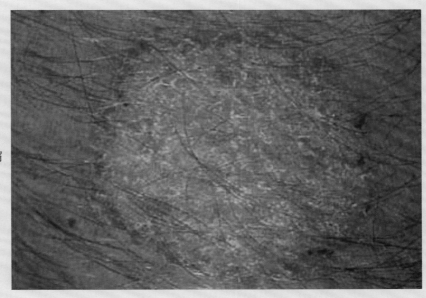

钱币状皮损，
伴红斑、鳞屑

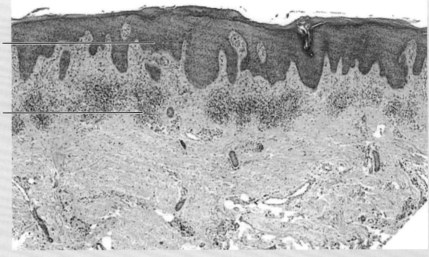

棘层肥厚和
乳头瘤样增生

淋巴细胞
浸润

表
皮

鉴别诊断：玫瑰糠疹

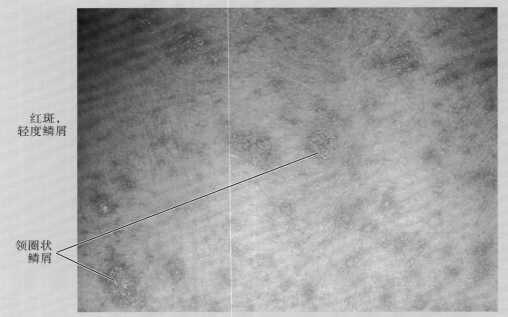

红斑，
轻度鳞屑

领圈状
鳞屑

CI：播散性红斑伴浅表鳞屑；疾病起始于单个椭圆形母斑

片状角化过度   片状浅层浸润

棘层
肥厚

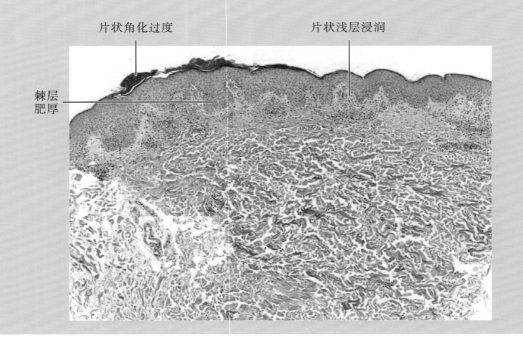

玫瑰糠疹

角化过度伴角化不全

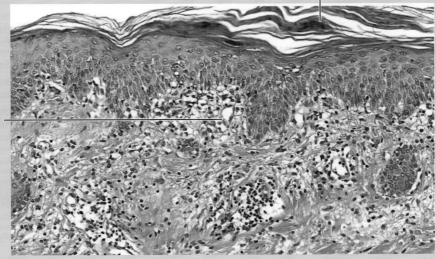

浅层
炎症浸润

表皮和
真皮浅层
的红细胞

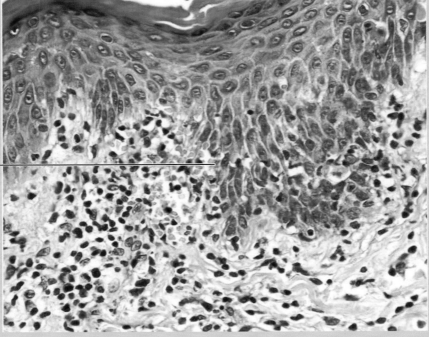

Hi: 局灶性角化过度伴角化不全, 轻度海绵样水肿, 真皮浅层淋巴细
胞浸润, 表皮内见红细胞

表
皮

鉴别诊断：脂溢性皮炎

红斑，
轻度鳞屑

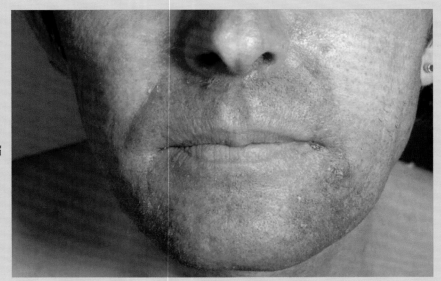

CI：红斑和鳞屑，好发于面中部、前胸和头皮

局灶性
角化过度
伴角化不全

棘层肥厚

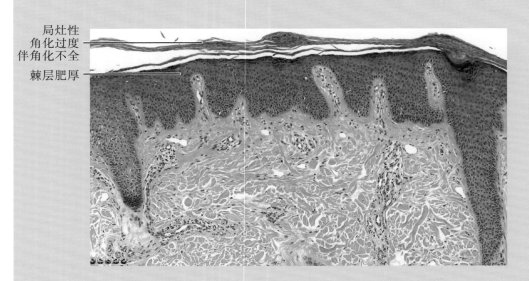

Hi：银屑病样棘层肥厚，毛囊开口上方角化过度伴角化不全，中性粒细胞移入表皮

鉴别诊断： 离心性环状红斑

环状皮损

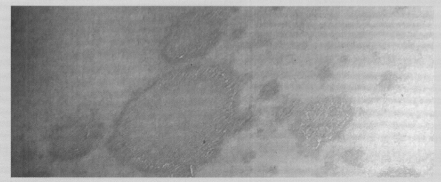

CI：离心性环形红斑，边缘轻度隆起、脱屑，中央消退

搔抓引起
的痂皮

血管周围
袖套样浸润

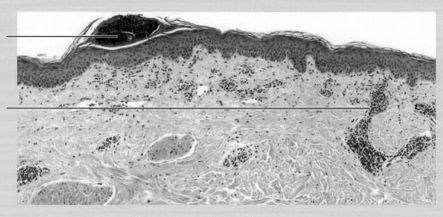

角化过度伴角化不全

轻度棘层
肥厚

血管周围
浸润

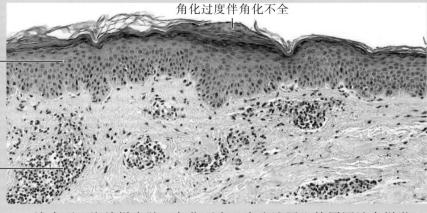

Hi：浅表型：海绵样水肿，角化不全，真皮浅层血管周围袖套样淋巴
细胞浸润；深在型：真皮全层血管周围袖套样淋巴细胞浸润；表皮无
改变或改变轻微

表
皮

鉴别诊断：**苔藓样糠疹**

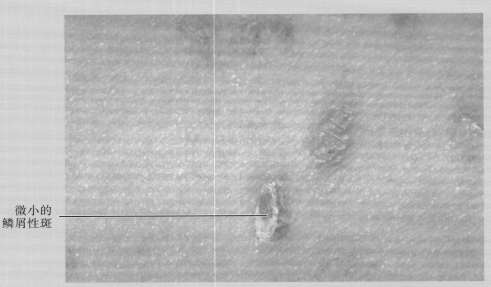

微小的
鳞屑性斑

CI：红色鳞屑性小斑疹或丘疹，随后发生浅表溃疡。疾病谱包括急性
（急性苔藓痘疮样糠疹见 84 页）、亚急性和慢性

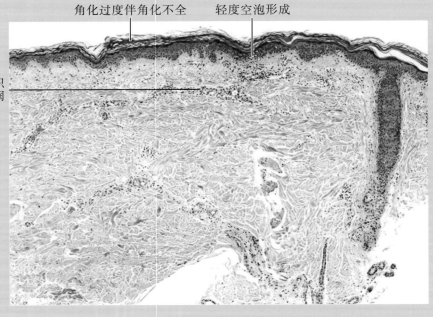

角化过度伴角化不全   轻度空泡形成

淋巴组织
细胞浸润

苔藓样糠疹

局灶性空泡形成

淋巴细胞
为主的浸润

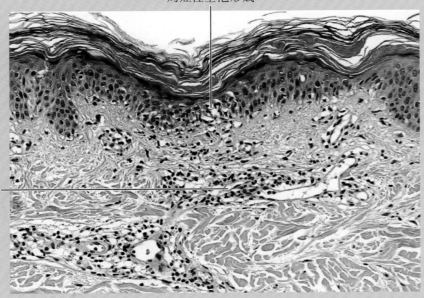

真皮、表皮
交界处空泡
形成

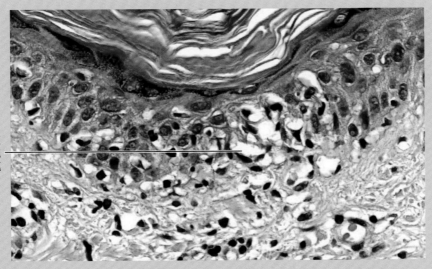

Hi：急性型可见淋巴细胞为主的楔形浸润，在真皮、表皮交界处呈
带状；真皮、表皮交界处局灶性空泡化；表皮显示局灶性角化过度
伴角化不全，其中可见中性粒细胞，表皮内红细胞外溢和淋巴细胞
移入，并可见单个凋亡的角质形成细胞。慢性型虽有表皮下浸润，
但这些改变较为轻微

表
皮

鉴别诊断：儿童丘疹性肢端皮炎（Gianotti-Crosti 综合征）

小丘疹

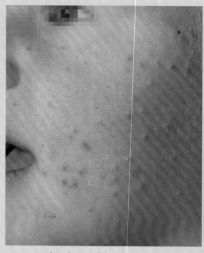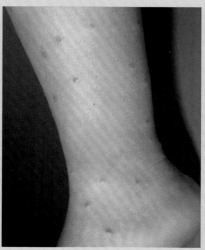

CI：面部或四肢红色小丘疹，发热，可能有系统累及（肝炎）

局灶性
表皮坏死

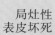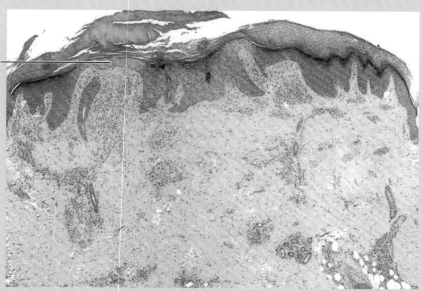

Hi：早期皮损，可见海绵样水肿，局灶性表皮坏死，中性粒细胞、嗜酸性粒细胞移入表皮，以及朗格汉斯细胞表皮内聚集

其他需要鉴别的疾病

癣：角质层内中性粒细胞，真皮乳头层可见浆细胞，PAS 或 Grocott 染色可查到真菌。

参考文献

Bonamonte D, Foti C, Vestita M, et al, 2012.Nummular eczema and contact allergy: a retrospective study. Dermatitis, 23(4): 153–157.

Clarke L E, Helm K F, Hennessy J, et al，2012. Dermal dendritic cells in psoriasis, nummular dermatitis, and normal-appearing skin. J Am Acad Dermatol, 66(1): 98–105.

Jarvikallio A, Harvima I T, Naukkannen A, 2003. Mast cells, nerves and neuropeptides in atopic dermatitis and nummular eczema. Arch Dermatol Res, 295(1): 2–7.

Maddison B, Parsons A, Sangueza O, et al, 2011. Retrospective study of intraepidermal nerve fiber distribution in biopsies of patients with nummular eczema. Am J Dermatopathol, 33(6): 621–623.

Patel N, Mohammadi A, Rhatigan R, 2012. A comparative analysis of mast cell quantification in five common dermatoses: lichen simplex chronicus, psoriasis, lichen planus, lupus, and insect bite/allergic contact dermatitis/nummular dermatitis. ISRN Dermatol: 759630.

Stevens D M，Ackerman A B, 1984. On the concept of distinctive exudative discoid and lichenoid chronic dermatosis (Sulzberger-Garbe). Is it nummular dermatitis? Am J Dermatopathol, 6(4): 387–395.

表
皮

原型：慢性湿疹：特应性皮炎，慢性单纯性苔藓

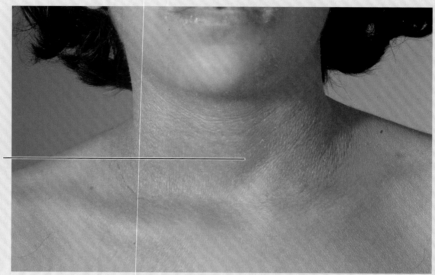

色素沉着性
慢性炎症性
皮肤；
苔藓样变

CI：慢性瘙痒性边界清楚的斑块，显示苔藓样变（皮肤增厚，皮纹明显）以及不同程度的色素沉着。亦可见搔抓引起的抓痕

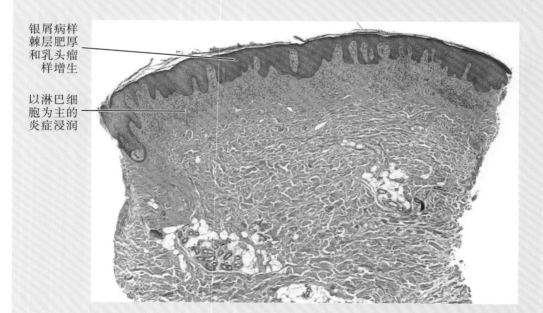

银屑病样
棘层肥厚
和乳头瘤
样增生

以淋巴细
胞为主的
炎症浸润

特应性皮炎

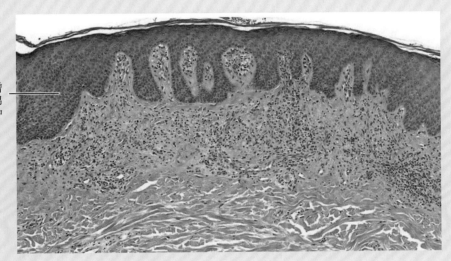

棘层肥厚，
乳头瘤样增
生，无海绵
样水肿

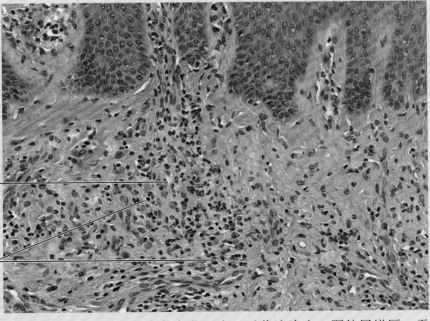

以淋巴细胞
为主的
炎症浸润

散在的
嗜酸性
粒细胞

Hi：棘层肥厚，角化过度伴角化不全，无浆液渗出，颗粒层增厚，无
或轻度海绵样水肿，血管周围轻度淋巴细胞浸润，真皮乳头层纤维化。
可见散在嗜酸性粒细胞

表
皮

变异型：亚急性湿疹

局灶性和轻微海绵样水肿。

表
皮

鉴别诊断： 皮肤 T 细胞淋巴瘤

边界清楚的
扁平浸润
（斑块）

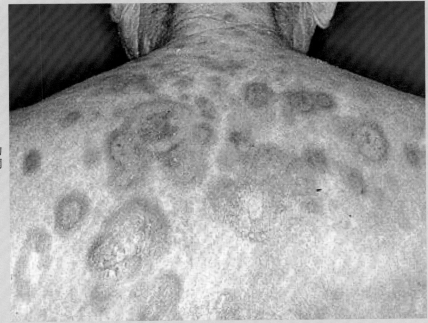

CI：边界清楚的斑片和斑块，皮损有向肿瘤转化的趋势

棘层肥厚，
乳头瘤样
增生

表皮下圆形
细胞以及
亲表皮性浸润

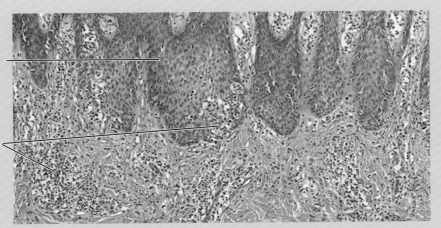

Hi：淋巴细胞核不典型，在真皮表皮交界处排列，并形成 Pautrier 微脓肿

其他需要鉴别的疾病

　　银屑病（见 52 页）：角化过度伴角化不全，其中可见中性粒细胞浸润，颗粒层减少或消失。

　　痒疹（见 42 页）：真皮纤维化。

　　副银屑病 / 慢性浅表性皮炎（见 54 页）：局灶性角化不全和淋巴细胞移入表皮，无明显棘层肥厚或海绵样水肿，真皮内稀疏淋巴细胞浸润。

　　毛发红糠疹（见 56 页）：正角化过度和角化过度伴角化不全交替出现（棋盘格征），毛囊角栓，表皮突增宽，稀疏的淋巴细胞浸润。

参考文献

Hurwitz R M, DeTrana C,1990. The cutaneous pathology of atopic dermatitis. Am J Dermatopathol,12(6): 544–551.

Summey B T, Bowen S E, Allen H B, 2008. Lichen planus-like atopic dermatitis: expanding the differential diagnosis of spongiotic dermatitis. J Cutan Pathol, 35(3): 311–314.

表
皮

原型：亚急性／慢性单纯性痒疹

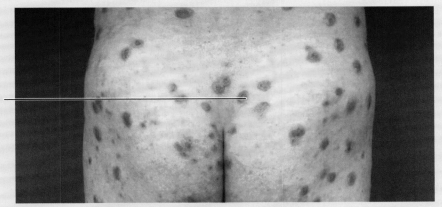

坚实的
结节

CI：瘙痒性丘疹和结节，红色或色素沉着性，好发于躯干和四肢。女
性较男性多见

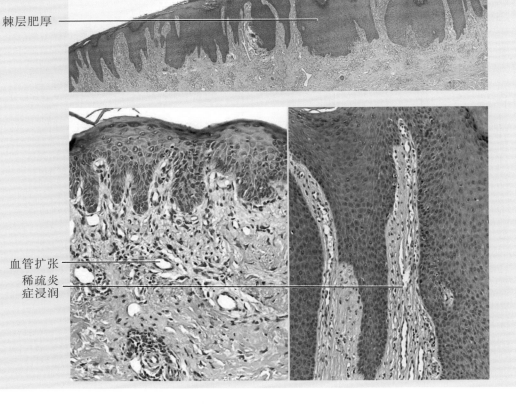

棘层肥厚

血管扩张
稀疏炎
症浸润

表
皮

单纯性痒疹

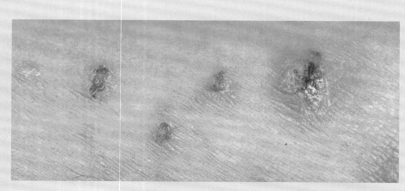

抓破的结节

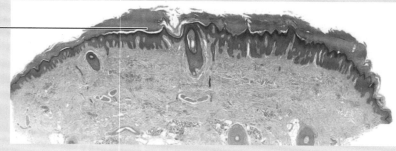

棘层肥厚和
角化过度

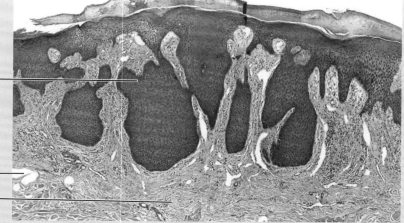

表皮突
增宽肥厚

血管扩张

纤维化

Hi：假上皮瘤样棘层肥厚，局灶性角化过度伴角化不全，颗粒层增厚，乳头瘤样增生，真皮乳头垂直纤维化，成纤维细胞增生及轻微纤维化，散在淋巴细胞浸润。可见少量嗜酸性粒细胞，浆细胞和溃疡形成

评注

建议询问病史和完善检查（如血清学检查）以排查糖尿病，慢性肝病和肾病。

变异型：Hyde 型结节性痒疹

临床表现为大结节。

表
皮

鉴别诊断: 寄生虫感染和节肢动物叮咬反应

晚期节肢动物
叮咬反应: 纤
维性结节 (组
织细胞瘤)

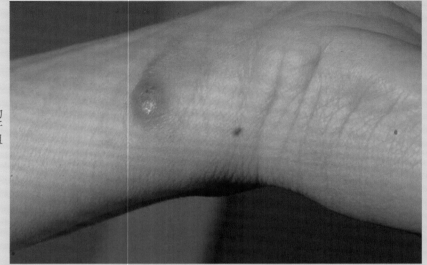

Cl: 坚实红色结节, 偶见抓痕

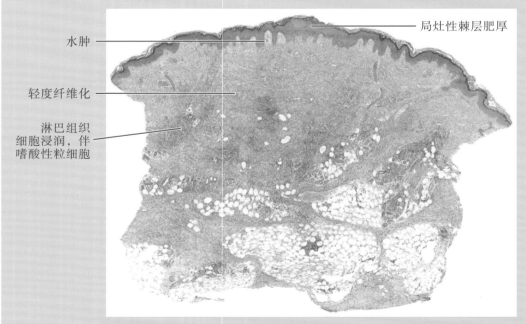

水肿

局灶性棘层肥厚

轻度纤维化

淋巴组织
细胞浸润, 伴
嗜酸性粒细胞

Hi: 节肢动物叮咬, 早期反应

表
皮

寄生虫感染和节肢动物叮咬反应

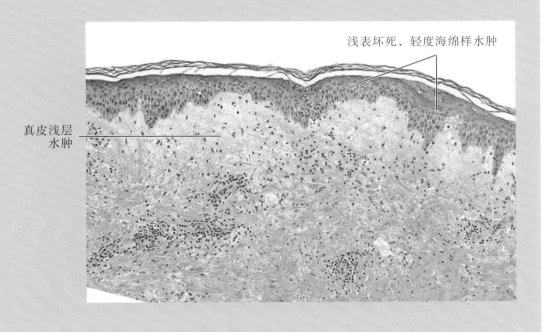

浅表坏死，轻度海绵样水肿

真皮浅层
水肿

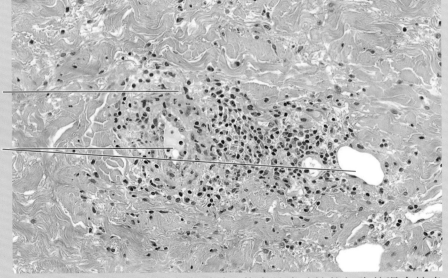

伴大量嗜酸性
粒细胞的
炎症浸润

扩张的血管
和淋巴管

Hi：局灶性海绵样水肿或表皮剥脱，伴大量嗜酸性粒细胞的混合性炎症细胞浸润（病变早期）。纤维性结节（组织细胞瘤）是后期反应

表
皮

鉴别诊断：鸡眼 / 指节垫

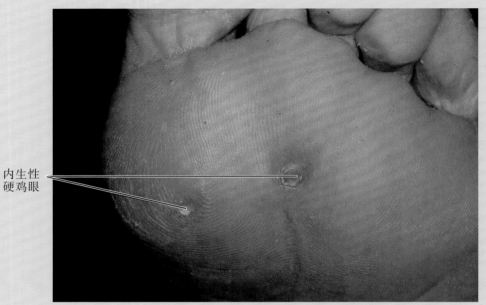

内生性
硬鸡眼

Cl：足跖部局限性褐色结节或角化过度性皮损（鸡眼）

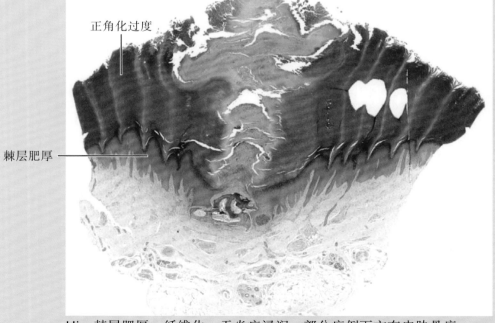

正角化过度

棘层肥厚

Hi：棘层肥厚，纤维化，无炎症浸润。部分病例下方有皮肤骨瘤

表
皮

鉴别诊断：表皮痣

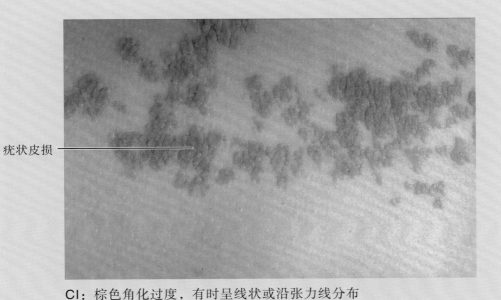

疣状皮损

CI：棕色角化过度，有时呈线状或沿张力线分布

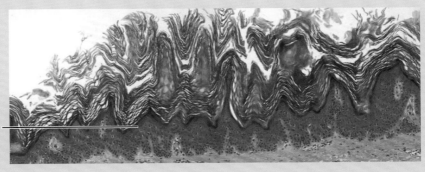

角化过度，
棘层肥厚和
乳头瘤样增生

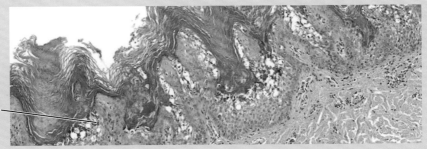

表皮松解的
角质形成细胞
（表皮松解性
表皮痣）

Hi：局限性皮损，正角化过度，无炎症浸润

鉴别诊断：黏膜白色海绵状痣

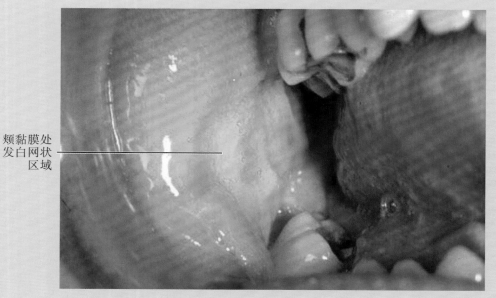

颊黏膜处
发白网状
区域

CI：黏膜白色网状斑

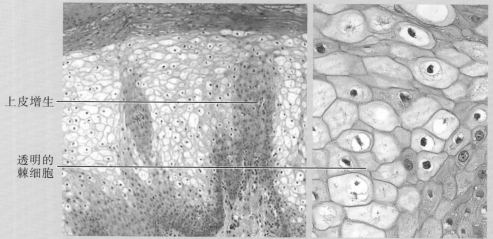

上皮增生

透明的
棘细胞

Hi：上皮增生，伴透明棘细胞，核周嗜酸性浓缩

其他需要鉴别的疾病

反应性白斑：上皮上三分之一细胞空泡和气球样变性，局灶性角化不全和（或）角化过度，棘层肥厚。

慢性湿疹（见 36 页）。

参考文献

Lindley R P, Payne C M, 1989. Neural hyperplasia is not a diagnostic prerequisite in nodular prurigo. A controlled morphometric microscopic study of 26 biopsy specimens. J Cutan Pathol, 16(1): 14–18.

Weigelt N, Metze D, Ständer S, 2010. Prurigo nodularis: systematic analysis of 58 histological criteria in 136 patients. J Cutan Pathol, 37(5): 578–586.

表
皮

原型：寻常性银屑病

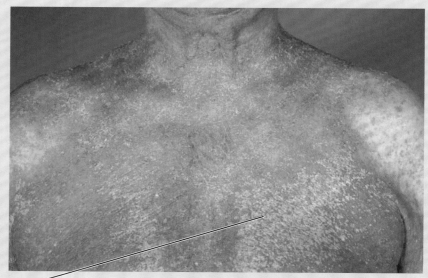

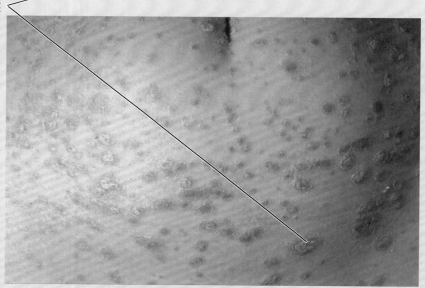

红斑鳞屑性
斑块和丘疹

CI：边界清楚的鳞屑性红色丘疹和斑块

寻常性银屑病

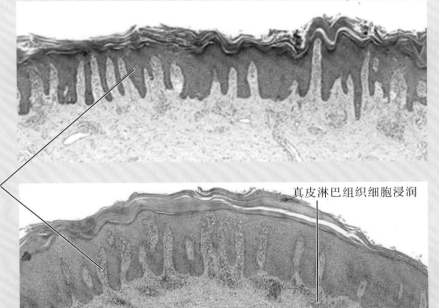

棘层肥厚，
乳头瘤样
增生

真皮淋巴组织细胞浸润

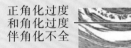

正角化过度
和角化过度
伴角化不全

Munro 微脓肿

淋巴细胞
射入真皮乳头

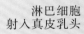

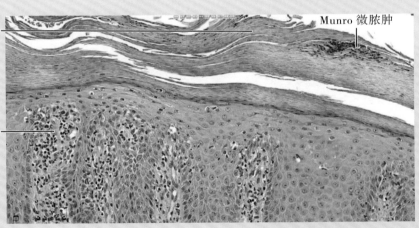

表

皮

寻常性银屑病

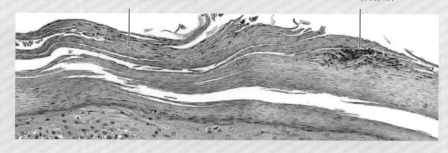

正角化过度和角化过度伴角化不全　　　　　Munro 微脓肿

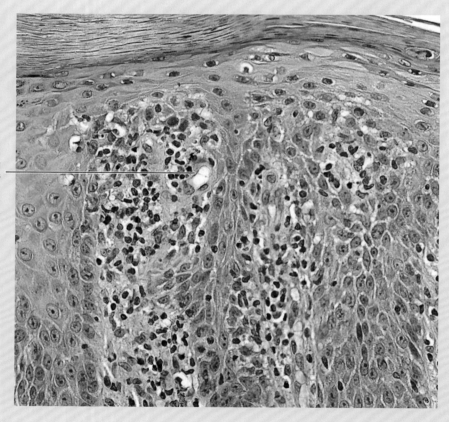

扩张的
毛细血管

寻常性银屑病

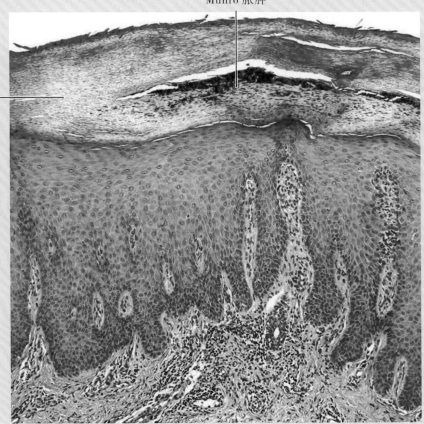

Munro 脓肿

正角化过度
和角化过度
伴角化不全

Hi：正角化过度和角化过度伴角化不全，棘层肥厚和乳头瘤样增生，
角质层内（Munro 微脓肿）和棘层上部（Kogoj 脓疱）中性粒细胞
性微脓肿。颗粒层局灶性缺失。真皮乳头毛细血管迂曲增长和扩张。
直皮乳头顶端表皮变薄，真皮乳头内淋巴细胞浸润（Grüneberg 称"射
入"乳头；Pinkus 称 "喷入"乳头）

变异型

泛发性脓疱性银屑病（von Zumbusch 型）（见 71 页）
掌跖脓疱性银屑病（Königsbeck-Barber 型）（见 70 页）

表
皮

鉴别诊断：大斑块状副银屑病（蕈样肉芽肿早期）

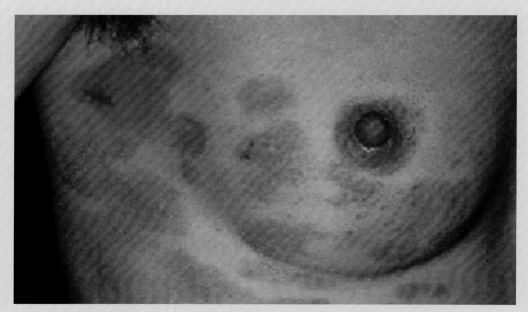

CI：融合性红色斑片，有时上覆少量鳞屑

真皮表皮交界处亲表皮性浸润

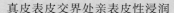

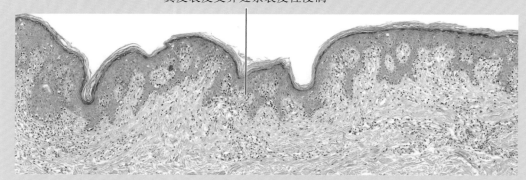

Hi：表皮正常或轻度棘层增厚，浅表淋巴细胞浸润伴亲表皮现象，通常沿表皮突顶端排列。真皮乳头层可出现水肿和轻度纤维化

评 注

　　银屑病和副银屑病在语义上是需要鉴别的疾病。通常认为，大斑块状副银屑病是蕈样肉芽肿的早期表现，临床表现与银屑病类似；然而从组织学上讲，副银屑病与银屑病是完全不同的疾病（见 120 页）。

鉴别诊断：脂溢性皮炎和亚急性皮炎

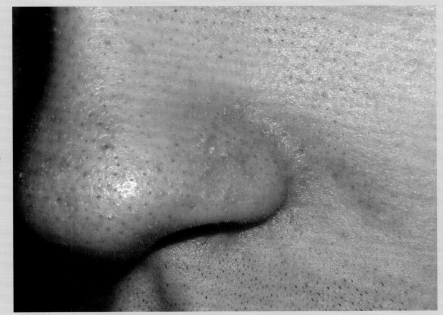

红斑，
轻度脱屑

Cl：红斑和鳞屑，通常位于面中部和头皮

角化过度伴角化不全，鳞屑

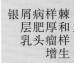银屑病样棘
层肥厚和
乳头瘤样
增生

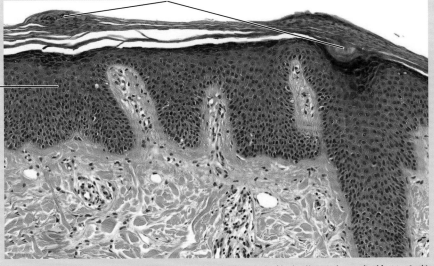

Hi：棘层肥厚，乳头瘤样增生以及角化过度伴角化不全，尤其以毛囊
口周围表现明显，中性粒细胞移入表皮

表
皮

鉴别诊断：毛发红糠疹

红色斑片

CI：银屑病样红斑，其中可见毛囊间的未受累的正常皮岛

棘层肥厚和
乳头瘤样增生

水平和垂直方
向正角化过度
和角化过度伴
角化不全交替
出现

稀疏炎症浸润

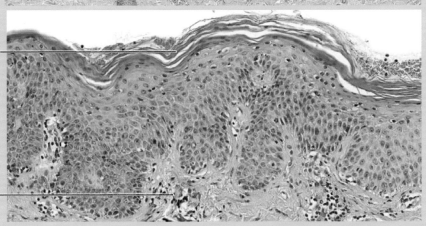

Hi：棘层肥厚，乳头瘤样增生，水平和垂直方向正角化过度和角化
过度伴角化不全交替出现（棋盘格征），无或稀疏淋巴细胞浸润

其他需要鉴别的疾病

　　钱币状皮炎：海绵样水肿，角化过度伴角化不全（见 25 页）。
　　慢性特应性皮炎：慢性单纯性苔藓（见 36 页），无中性粒细胞浸润，颗粒层增厚，棘层肥厚。
　　真菌感染：轻微炎症，PAS 染色可见角质层内菌丝和孢子（见 75 页）。
　　表皮痣：疣状轮廓，无炎症，偶见角质形成细胞表皮松解性改变（见 102 页）。
　　莱特尔综合征：累及生殖器及口腔黏膜。组织学表现与银屑病相同。

参考文献

Braun-Falco O, Burg G, 1970. Histochemistry of capillaries in psoriasis vulgaris. Arch Klin Exp Dermatol, 236(2): 173–189.

Braun-Falco O, Burg G, 1970. Inflammatory infiltrate in psoriasis vulgaris. A cytochemical study. Arch Klin Exp Dermatol, 236(3): 297–314.

Kouskoukis C E, Scher R K, Ackerman A B, 1983. What histologic finding distinguishes onychomycosis and psoriasis? Am J Dermatopathol, 5(5): 501–503.

Magro C M, Crowson A N, 1997. The clinical and histomorphological features of pityriasis rubra pilaris. A comparative analysis with psoriasis. J Cutan Pathol, 24(7): 416–424.

Mordovtsev V N, Albanova V I, 1989. Morphology of skin microvasculature in psoriasis. Am J Dermatopathol, 11(1): 33–42.

Pinkus H, Mehregan A H, 1980. On the evolution, maturation, and regression of lesions of psoriasis. Am J Dermatopathol, 2(3): 287–288.

Ragaz A, Ackerman A B, 1979. Evolution, maturation, and regression of lesions of psoriasis. New observations and correlation of clinical and histologic findings. Am J Dermatopathol, 1(3): 199–214.

Sweet W L, Smoller B R, 1997. Differential proliferation of endothelial cells and keratinocytes in psoriasis and spongiotic dermatitis. J Cutan Pathol, 24(6): 356–363.

表
皮

表
皮

原型：寻常型天疱疮

大疱和糜烂
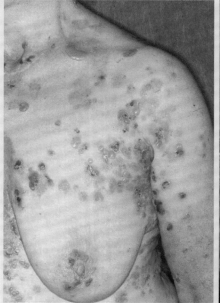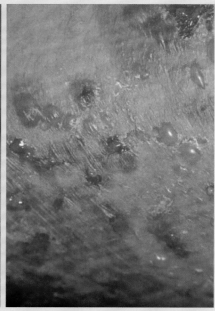

CI：50% 病例首先出现口腔糜烂，其后出现浅表性、易破的水疱，快速形成糜烂结痂

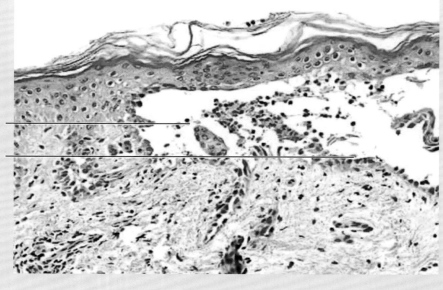

表皮内大疱

基底层上方
棘层松解

寻常型天疱疮

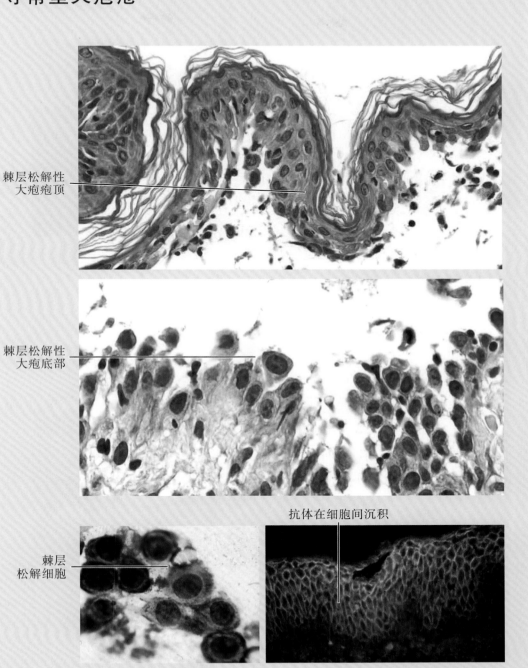

棘层松解性
大疱疱顶

棘层松解性
大疱底部

抗体在细胞间沉积

棘层
松解细胞

Hi：因棘层松解，表皮内基底层上方形成裂隙。棘层松解细胞漂浮在
水疱中。基底层角质形成细胞呈墓碑样排列。DIF 显示抗角质形成细
胞表面蛋白的 IgG 自身抗体沉积

变异型：落叶型天疱疮

浅表性
水疱和
糜烂

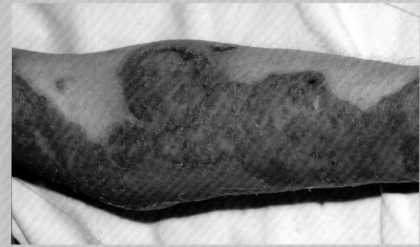

CI：浅表性糜烂和结痂

浅表性水疱

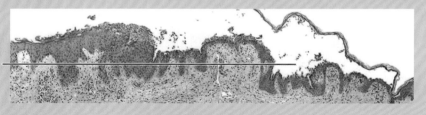

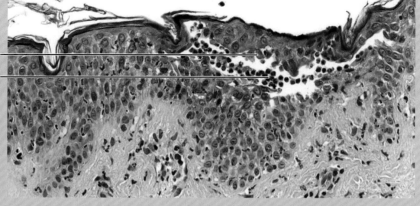

棘层松解

嗜酸性粒细胞

Hi：颗粒层水平棘层松解；DIF：IgG 和 C3 在表皮上层沉积

变异型：增殖型天疱疮

外生性皮损

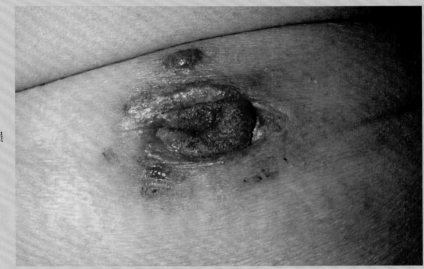

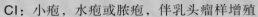

CI：小疱，水疱或脓疱，伴乳头瘤样增殖

疣状表皮
增生

棘层
松解性裂隙

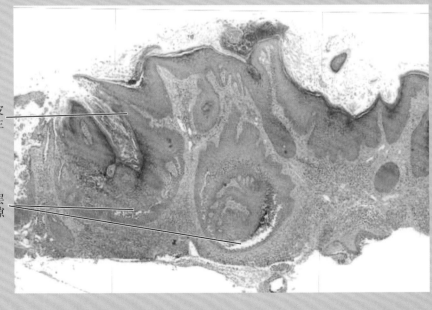

表
皮

增殖型天疱疮

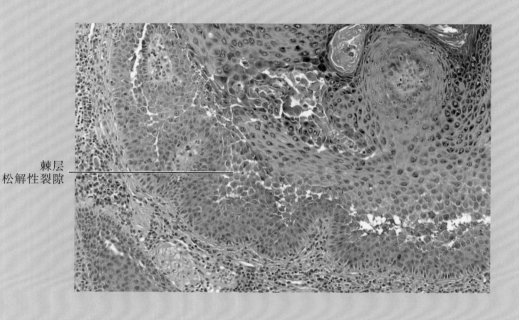

棘层
松解性裂隙 ————

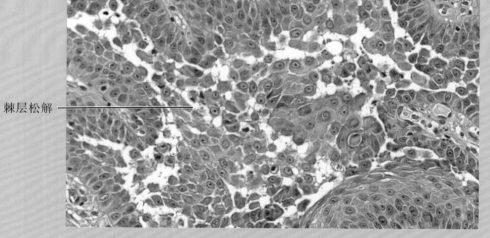

棘层松解 ——

Hi：基底层上棘层松解性水疱，疣状表皮增生，伴有嗜酸性粒细胞
浸润的脓疱

表

皮

变异型：IgA 天疱疮

IgA 天疱疮

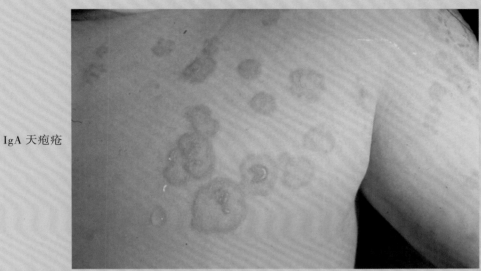

CI： 环形排列的水疱或脓疱

浅表棘层
松解性水疱

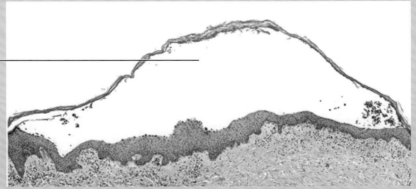

Hi： 浅表棘层松解性水疱。**DIF：** Ig A 沉积在表皮上层

副肿瘤性天疱疮： 基底层上棘层松解，界面皮炎。

表
皮

鉴别诊断：慢性良性家族性天疱疮（Hailey-Hailey 病）

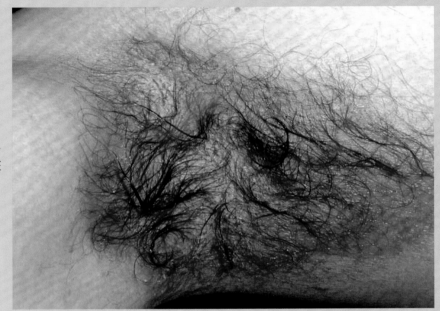

腋下
渗出性红斑

CI：浸渍和擦烂，最常见于腹股沟、腋下、肛周和颈部

全层表皮棘层松解

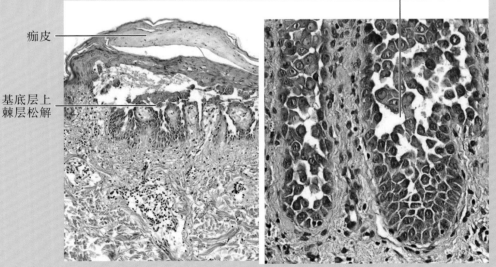

痂皮

基底层上
棘层松解

Hi：基底层上棘层松解，角化不良，角化过度伴角化不全

鉴别诊断：**毛囊角化病（Darier 病）**

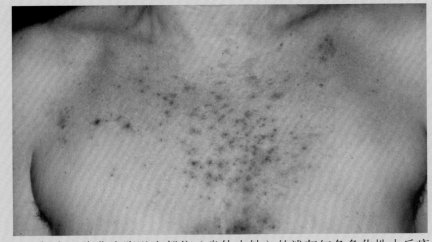

小的
角化性丘疹

CI：好发于胸背皮脂溢出部位（身体中轴）的浅灰红色角化性小丘疹

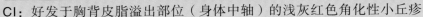

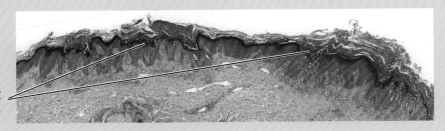

局灶性
角化不良

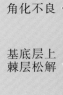

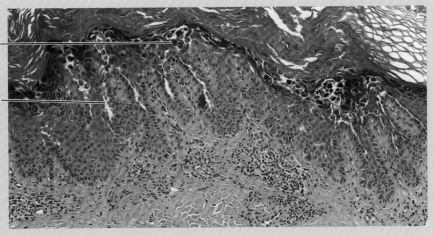

角化不良

基底层上
棘层松解

毛囊角化病

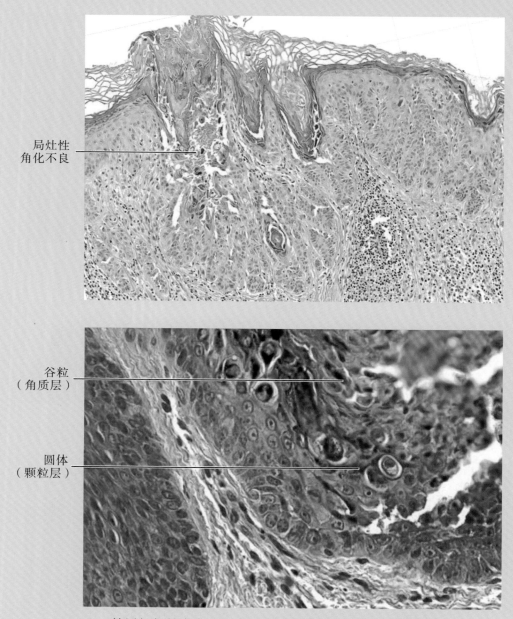

局灶性
角化不良

谷粒
（角质层）

圆体
（颗粒层）

Hi：棘层松解性角化不良，基底层上裂隙，棘层肥厚，角化不全，由
于角化不良所致的圆体和谷粒

鉴别诊断：**暂时性棘层松解性皮肤病（Grover 病）**

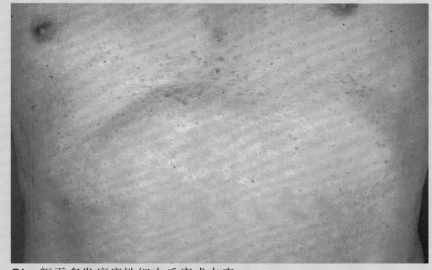

胸部细
小丘疹

CI：躯干多发瘙痒性细小丘疹或水疱

基底层上方
小灶状棘层松解
和角化不良

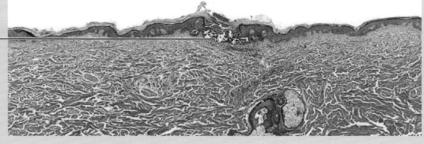

基底层上棘层
松解，角化
不良，漏斗样
角化过度
伴角化不全

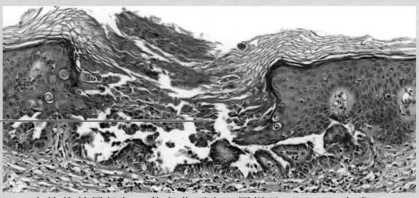

Hi：小灶状棘层松解，伴角化不良。同样见于 Darier 病或 Hailey-
Hailey 病

其他需要鉴别的疾病

大疱性类天疱疮：表皮下水疱，不伴棘层松解；疱腔和真皮内嗜酸性粒细胞和中性粒细胞浸润，无坏死性角质形成细胞，真皮内无明显水肿，混有浆细胞。

传染性脓疱病（见 73 页）：角层下棘层松解，浅表水疱内可见中性粒细胞和渗出物，真皮内中性粒细胞、嗜酸性粒细胞和浆细胞混合浸润。水疱中可检测到细菌。

其他大疱性皮肤疾病

参考文献

Kouskoukis C E, Ackerman A B, 1984. What histologic finding distinguishes superficial pemphigus and bullous impetigo? Am J Dermatopathol, 6(2): 179–181.

Landau M, Brenner S, 1997. Histopathologic findings in drug-induced pemphigus. Am J Dermatopathol, 19(4): 411–414.

Lanza A, Cirillo N, Memiano F, et al, 2006. How does acantholysis occur in pemphigus vulgaris: a critical review. J Cutan Pathol, 33(6): 401–412.

Mahalingam M, 2005. Follicular acantholysis: a subtle clue to the early diagnosis of pemphigus vulgaris. Am J Dermatopathol, 27(3): 237–239.

Montes L F, 1976. Familial benign chronic pemphigus (Hailey-Hailey disease). J Cutan Pathol, 3(2): 116–117.

Rubinstein N, Stanley J R, 1987. Pemphigus foliaceus antibodies and a monoclonal antibody to desmoglein I demonstrate stratifed squamous epithelial-specific epitopes of desmosomes. Am J Dermatopathol, 9(6): 510–514.

Smolle J, Kerl H, 1984. Pitfalls in the diagnosis of pemphigus vulgaris (early pemphigus vulgaris with features of bullous pemphigoid). Am J Dermatopathol, 6(5): 429–435.

表
皮

原型：脓疱性银屑病

表
皮

变异型: Königsbeck-Barber 型掌跖脓疱性银屑病

掌跖部位
脓疱

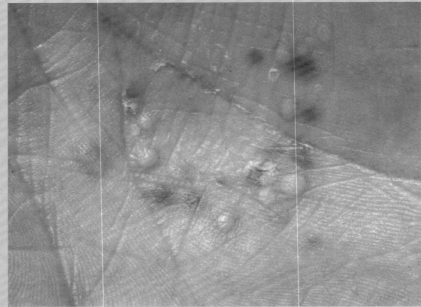

Cl: 掌跖部位脓疱 (Königsbeck-Barber 型)

混有细胞碎片的破裂脓疱

银屑病样
棘层肥厚

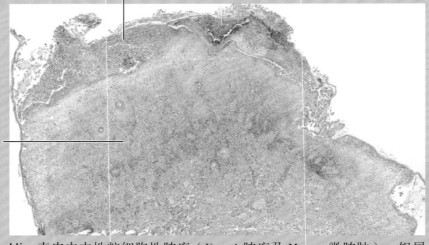

Hi: 表皮内中性粒细胞性脓疱 (Kogoj 脓疱及 Munro 微脓肿), 银屑病样棘层肥厚, 角化过度伴角化不全, 真皮上部血管周围淋巴组织细胞及少量中性粒细胞浸润

变异型：Von Zumbusch 型泛发性脓疱性银屑病

脓疱

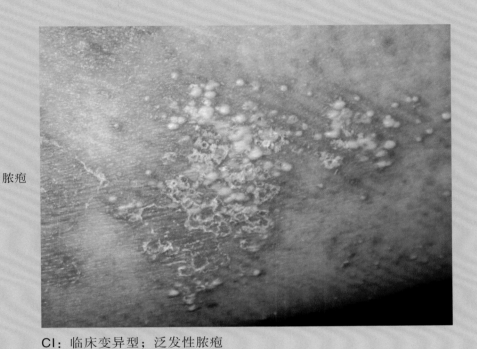

CI：临床变异型；泛发性脓疱

角层内及角层下脓疱

棘层肥厚

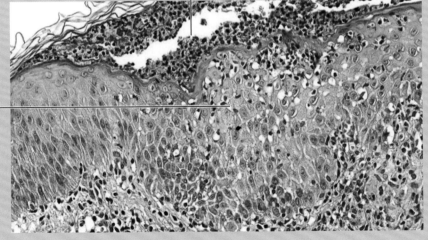

Hi：类似掌跖脓疱病，棘层肥厚不连续

鉴别诊断：角层下脓疱病

角层下
脓疱病

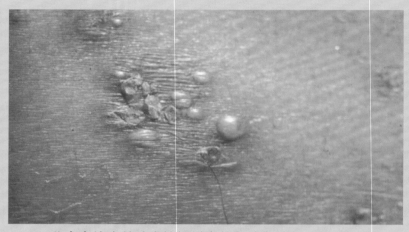

CI：一些专家认为是脓疱性银屑病的一种变异型

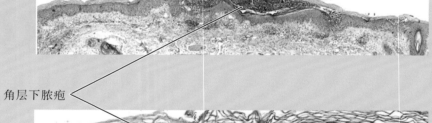

角层下脓疱

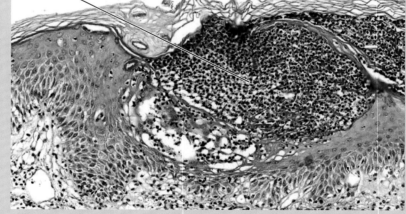

Hi：富含中性粒细胞的角质层下脓疱，没有海绵样水肿特征

评 注
　　IgA 天疱疮模式。

鉴别诊断：传染性脓疱病

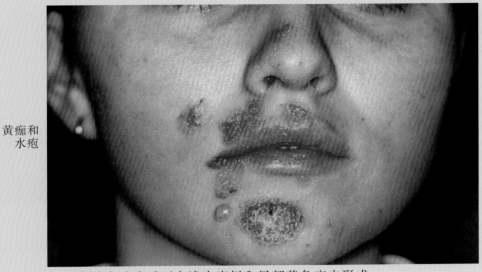

黄痂和
水疱

CI：小脓疱破溃后可有浅表糜烂和局部黄色痂皮形成

伴有中性粒细胞浸润的角层下脓疱

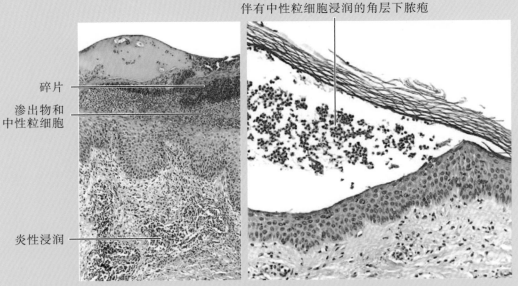

碎片

渗出物和
中性粒细胞

炎性浸润

Hi：角层下棘层松解，在浅表水疱中可有中性粒细胞及渗出液，真皮中性粒细胞、嗜酸性粒细胞和浆细胞混合浸润。在水疱中可以检测到细菌

鉴别诊断：毛囊口炎（脓疱性）

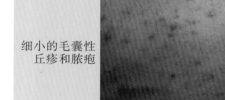

细小的毛囊性
丘疹和脓疱

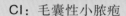

CI：毛囊性小脓疱

毛囊口炎症
细胞和碎片

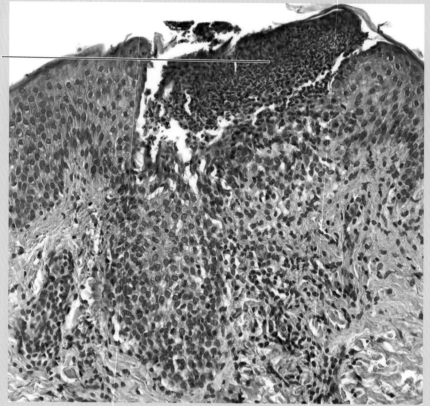

Hi：毛囊受累，毛囊口脓疱

鉴别诊断：癣

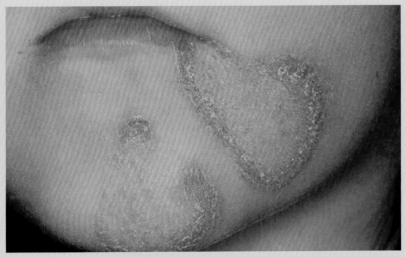

皮肤癣菌引起
浅部真菌感染

CI：小的脓疱、痂皮和鳞屑，离心性扩大，皮损边界清楚，中央有
消退趋势

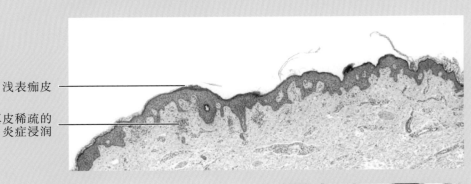

浅表痂皮

真皮稀疏的
炎症浸润

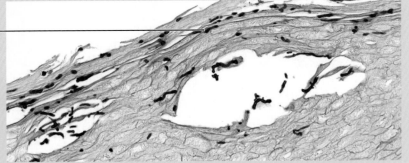

PAS 染色：
角质层内
可见菌丝

Hi：局部痂皮形成，真皮内混合性炎症浸润，以中性粒细胞为主，
偶见嗜酸性粒细胞及浆细胞。PAS 染色及 Grocott 染色可查到真菌

鉴别诊断：白塞综合征（Behcet-Adamantiades 综合征）

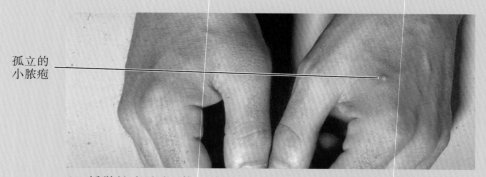

孤立的
小脓疱

CI: 播散性小脓疱。伴口腔及生殖器溃疡、葡萄膜炎的多系统性疾病，部分病例还有滑膜炎、血栓性静脉炎和皮肤脓疱性血管炎

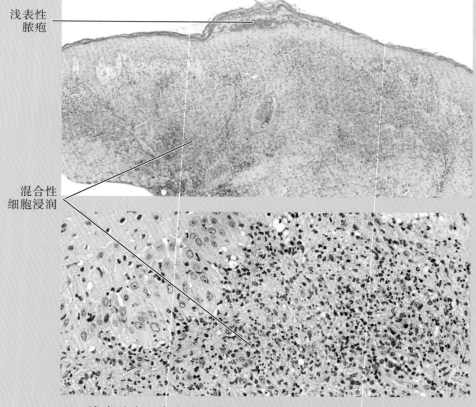

浅表性
脓疱

混合性
细胞浸润

Hi: 浅表脓疱，真皮内混合性细胞浸润。部分病例可伴血管炎

其他需要鉴别的疾病

急性泛发性发疹性脓疱病：常由药物引起。起初常发生于皮肤皱褶部位。组织学表现与脓疱型银屑病重叠。混杂有嗜酸性粒细胞。棘层肥厚不连续。

婴儿肢端脓疱病：早期皮损，海绵样水肿，局灶性表皮坏死，中性粒细胞和嗜酸性粒细胞移入表皮；晚期皮损，角层下和表皮内脓疱。

新生儿暂时性脓疱性黑变病，早期皮损：在新生儿具有独特临床特征。

落叶型天疱疮（见 60 页）：颗粒层水平棘层松解。DIF：IgG 和 C3 沉积于表皮上层。

IgA 天疱疮：棘层松解，伴有中性粒细胞浸润的角层下脓疱。DIF：IgA 沉积于表皮上层（见 63 页）。

白痱和红痱（见 23 页）：累及末端汗管，海绵状水肿，伴有大量中性粒细胞的混合细胞浸润。

参考文献

Aydin O, Engin B, Oyuz O, et al, 2008. Non-pustular palmoplantar psoriasis: is histologic differentiation from eczematous dermatitis possible? J Cutan Pathol, 35(2): 169–173.

Kardaun S H, Kuiper H, Fidler V, et al, 2010. The histopathological spectrum of acute generalized exanthematous pustulosis (AGEP) and its differentiation from generalized pustular psoriasis. J Cutan Pathol, 37(12): 1220–1229.

Kim B, LeBoit P E, 2000. Histopathologic features of erythema nodosum-like lesions in Behcet disease: A comparison with erythema nodosum focusing on the role of vasculitis. Am J Dermatopathol, 22(5): 379–390.

Leclerc-Mercier S, Bodemer C, Bourdon-Lanoy E, et al, 2010. Early skin biopsy is helpful for the diagnosis and management of neonatal and infantile erythrodermas. J Cutan Pathol 37(2): 249–255.

Sanchez N P, Perry H O, Muller S A, et al, 1981. On the relationship between subcorneal pustular dermatosis and pustular psoriasis. Am J Dermatopathol, 3(4): 385–386.

Sidoroff A, Halevy S, Bavinck J N, et al, 2001. Acute generalized exanthematous pustulosis (AGEP)-a clinical reaction pattern. J Cutan Pathol, 28(3): 113–119.

Wolff K, 1981. Subcorneal pustular dermatosis is not pustular psoriasis. Am J Dermatopathol, 3(4): 381–382.

表
皮

表
皮

原型：**中毒性表皮坏死松解症（Lyell 综合征）**

广泛的
浅表坏死

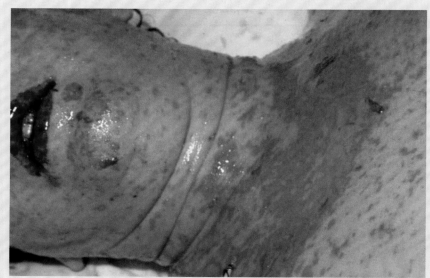

CI： 早期为融合成片的浅灰色斑丘性发疹，最后出现出血性水疱、表皮坏死和因大片表皮脱失而形成的糜烂。常伴严重口周黏膜糜烂

表皮坏死

表皮下
水疱

轻微淋巴
细胞浸润

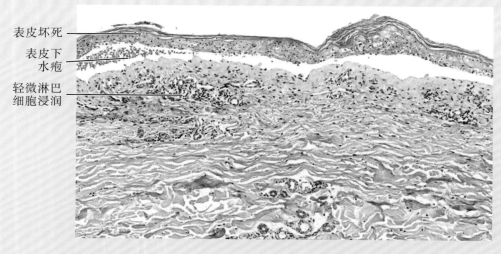

评　注

　　渗出性多形红斑、Stevens-Johnson 综合征、中毒性表皮坏死松解症都属于同一疾病谱，但严重程度不同。

表皮
皮

中毒性表皮坏死松解症

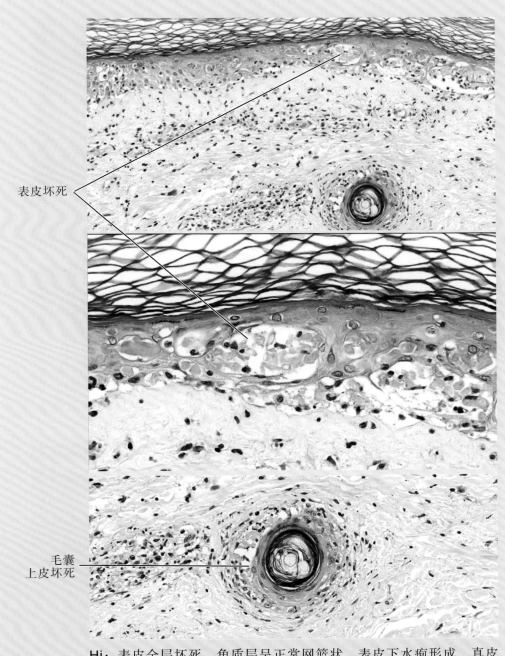

表皮坏死

毛囊
上皮坏死

Hi：表皮全层坏死，角质层呈正常网篮状，表皮下水疱形成，真皮
乳头完好，炎症轻微，红细胞外溢

表
皮

变异型：多形红斑

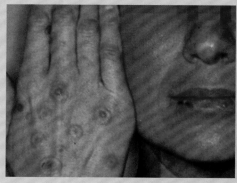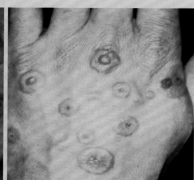

疱疹后
靶形皮损

CI：靶形或虹膜状红斑水疱，好发于手背

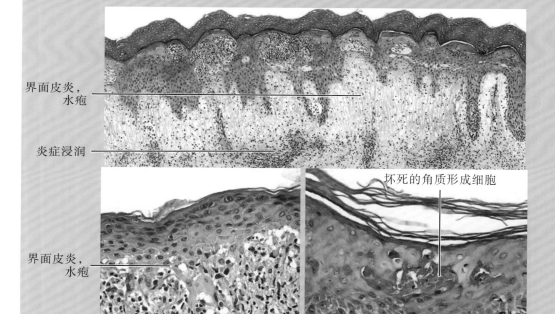

界面皮炎，
水疱

炎症浸润

坏死的角质形成细胞

界面皮炎，
水疱

Hi：界面皮炎，表皮全层可见坏死角质形成细胞，真皮浅层淋巴细胞浸润和水肿

变异型：固定性药疹

局限性
紫褐色皮损

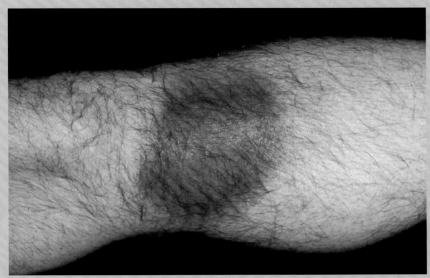

CI：孤立局限性红斑，常伴出血，反复发生在一个"固定"部位

大疱性
界面皮炎

炎症浸润

坏死的角质
形成细胞

嗜酸性
粒细胞

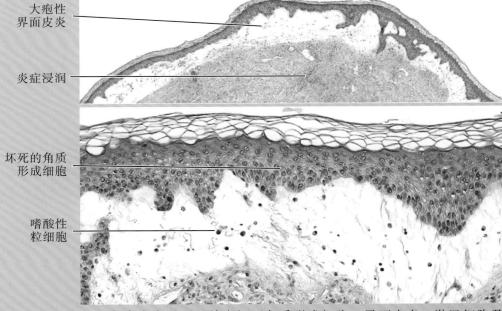

Hi：在表皮全层可见单个坏死角质形成细胞，界面皮炎，淋巴细胞及
嗜酸性粒细胞浸润

鉴别诊断

葡萄球菌性烫伤样皮肤综合征：继发于葡萄球菌感染后，由细菌外毒素介导，最初表现为类似猩红热的红斑，随后发展为不稳定大疱，大疱很快破溃，导致广泛表皮浅表部分缺失。

组织学显示角层下疱伴少量粒细胞和棘层松解性角质形成细胞，血管周围稀疏中性粒细胞及淋巴细胞浸润。

鉴别诊断：（植物）光毒性皮炎

张力性水疱

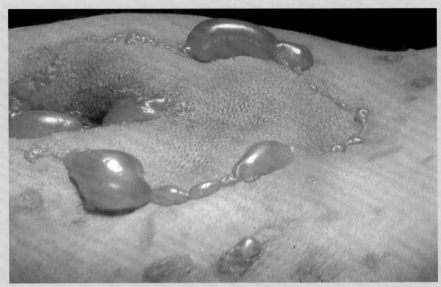

Cl：曝光部位出现红斑和张力性水疱，皮损局限于光毒剂（呋喃香豆素）接触部位

坏死的角质形成细胞和表皮坏死

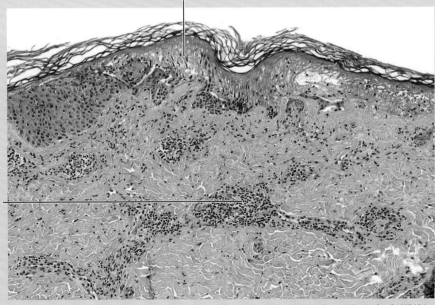

血管周围炎症浸润

Hi：角质形成细胞坏死，广泛水肿或表皮下水疱形成，稀疏炎症浸润

表
皮

鉴别诊断：急性苔藓痘疮样糠疹

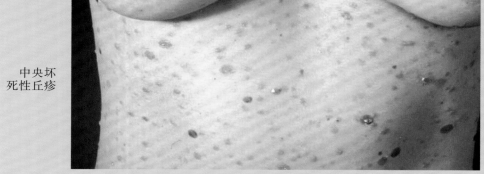

中央坏
死性丘疹

CI：伴有鳞屑或浅表痂皮的小丘疹和斑块

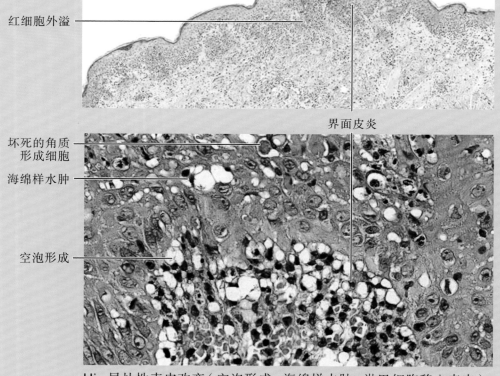

红细胞外溢

界面皮炎

坏死的角质
形成细胞

海绵样水肿

空泡形成

Hi：局灶性表皮改变（空泡形成，海绵样水肿，淋巴细胞移入表皮），
角质形成细胞坏死，局灶性角化过度伴角化不全内中性粒细胞浸润，
尚可见红细胞外溢

鉴别诊断: 坏死松解性游走性红斑(胰高血糖素瘤综合征)

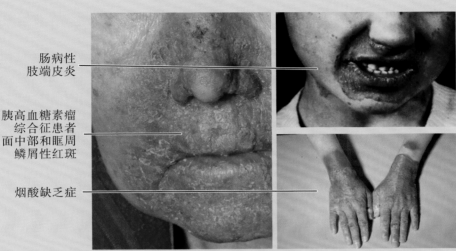

肠病性
肢端皮炎

胰高血糖素瘤
综合征患者
面中部和眶周
鳞屑性红斑

烟酸缺乏症

CI： 口周和其他腔口部位湿疹样改变

真皮乳头水肿

银屑病样
表皮增生

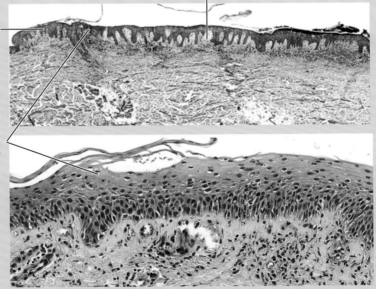

表皮上三分之一
苍白和坏死

Hi： 银屑病样表皮增生，融合性角化不全，表皮上三分之一
苍白和(或)坏死，浅层血管周围炎症浸润，真皮乳头水肿

评 注

这些疾病病因各异，相同之处是表皮浅层坏死伴痂皮形成。

表
皮

其他需要鉴别的疾病

肠病性肢端皮炎（锌缺乏综合征）：组织学表现类似坏死松解性游走性红斑。

烟酸缺乏症：组织学表现类似坏死松解性游走性红斑。

疱疹病毒性病毒疹：棘层松解，角质形成细胞气球样变，多核合胞体上皮细胞，核质均质钢灰色，染色质边缘化（见 87 页）。

急性移植物抗宿主反应：界面皮炎，角质形成细胞坏死。有相应的临床背景（见 116 页）。

烧伤和冻伤：表皮坏死。病史，临床背景。

迟发性皮肤卟啉病（见 128 页）。

参考文献

Letko E, Papaliodis D N, Papaliodism G N, et al, 2005. Stevens-Johnson syndrome and toxic epidermal necrolysis: a review of the literature. Ann Allergy Asthma Immunol, 94(4): 419–436; quiz 436–438, 456.

Lyell A, 1983. The staphylococcal scalded skin syndrome in historical perspective: emergence of dermopathic strains of Staphylococcus aureus and discovery of the epidermolytic toxin. A review of events up to 1970. J Am Acad Dermatol, 9(2): 285–294.

Megahed M, 2004. Histopathology of Blistering Diseases: With Clinical, Electron Microscopic, Immunological and Molecular Biological Correlations. Heidelber, New York: Springer.

Papadopoulos A J, Schwartz R A, Fekete Z, et al, 2001. Pseudoporphyria: an atypical variant resembling toxic epidermal necrolysis. J Cutan Med Surg, 5(6): 479–485.

原型：α 疱疹病毒感染：单纯疱疹

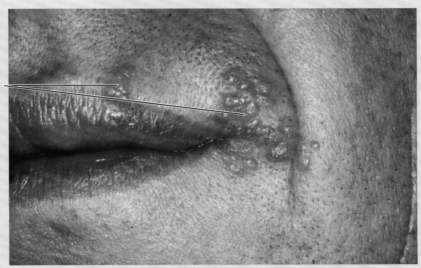

红斑基础上
簇集性水疱

Cl：红斑伴簇集性小水疱，好发于口唇（1 型）和生殖器黏膜（2 型）

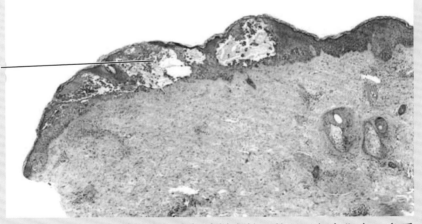

表皮内水疱

Hi：棘层松解，角质形成细胞气球样变性，核呈"钢灰"色，角质
形成细胞坏死，可见多核（合胞体）上皮细胞，细胞内及细胞间水肿，
表皮内水疱形成。以淋巴细胞为主的混合性炎症细胞浸润，真皮水
肿，偶见淋巴细胞性和白细胞碎裂性血管炎

表
皮

变异型：水痘／带状疱疹

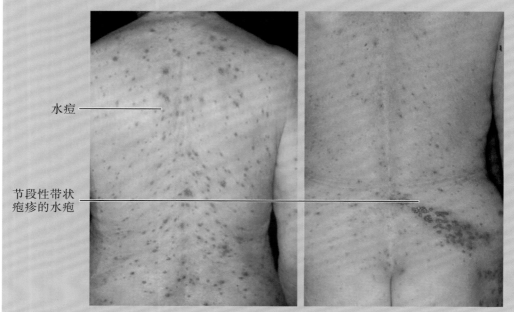

水痘

节段性带状
疱疹的水疱

CI：不同发展阶段可见广泛性丘疱疹和水疱。水痘和带状疱疹的鉴
别主要根据临床表现

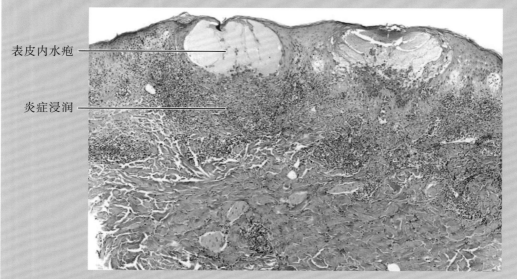

表皮内水疱

炎症浸润

Hi：类似单纯疱疹（见 87 页）

鉴别诊断: 痘病毒和其他病毒感染: 传染性臁疮(羊痘)

张力性水疱

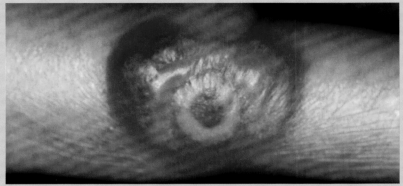

CI: 常发生于手指上的孤立性出血性水疱

坏死和出血

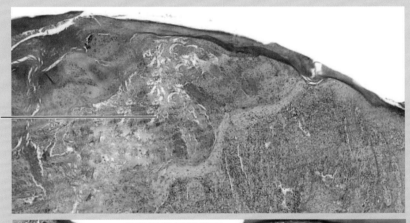

表皮细胞气球样变

含有嗜酸性
粒细胞的水疱

伴有嗜酸性
粒细胞的炎
症浸润

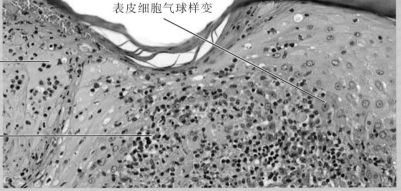

Hi: 上皮增生, 胞质内嗜酸性包涵体(Guarnieri 小体), 真皮内
混合性炎症浸润

表
皮

鉴别诊断：巨细胞病毒感染

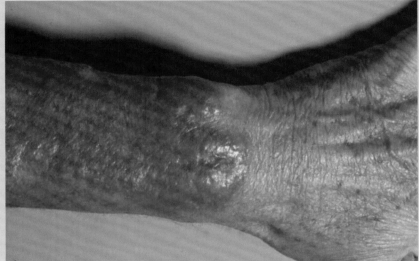

红斑和
水疱形成

CI：发病部位不同，临床表现不同。可见水疱或带有痂皮的浅表溃疡

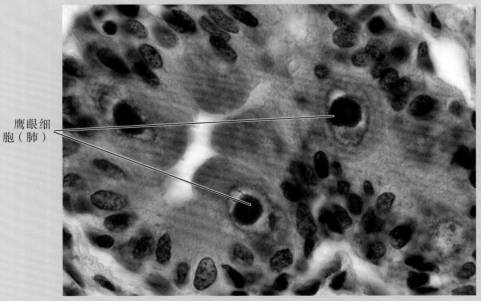

鹰眼细
胞（肺）

Hi：在真皮小血管里可见含有包涵体的内皮细胞（鹰眼细胞）（肺部取材）

鉴别诊断: 柯萨奇病毒感染: 手足口病

小的红斑性
水疱

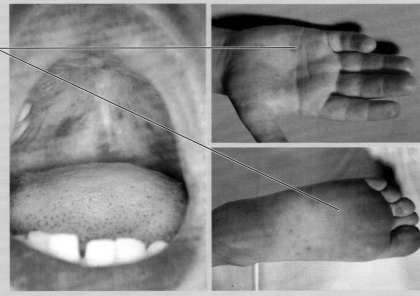

CI: 掌跖和上腭小丘疱疹

海绵状
水肿性水疱

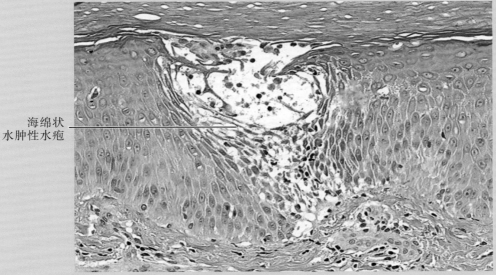

Hi: 上皮网状变性伴水疱形成

其他需要鉴别的疾病

寻常型天疱疮（见 58 页）：表皮内大疱是由于基底层上棘层松解而形成。无坏死角质形成细胞。无气球样变。

多形红斑：界面改变，角质形成细胞坏死，真皮上层水肿，无气球样变（见 80 页）。

急性苔藓样糠疹：界面改变，局灶性海绵样水肿，单个的坏死性角质形成细胞，角化过度伴角化不全，其中可见中性粒细胞浸润，无表皮内水疱或小疱形成（见 84 页）。

评　注

只有通过免疫组化、分子生物学或病毒学研究才可能鉴别单纯疱疹病毒和水痘带状疱疹病毒。

参考文献

Boyd A S, Zwerner J P, Miller J L, 2012. Herpes simplex virus-induced plasmacytic atypia. J Cutan Pathol, 39(2): 270–273.

Chisholm C, Lopez L, 2011. Cutaneous infections caused by Herpesviridae: a review. Arch Pathol Lab Med, 135(10): 1357–1362.

原型: 寻常疣

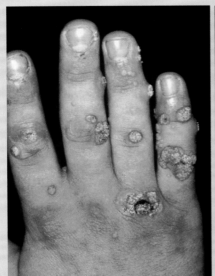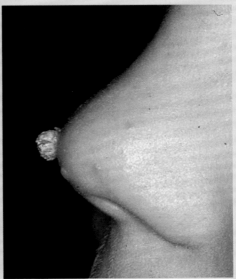

CI: 孤立或集簇性丘疹, 严重角化过度, 有时有明显炎症

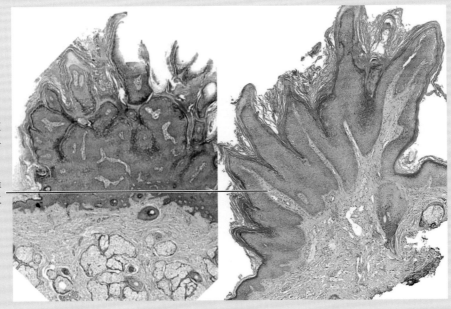

指状表皮
增生

乳头瘤样
增生

表
皮

寻常疣

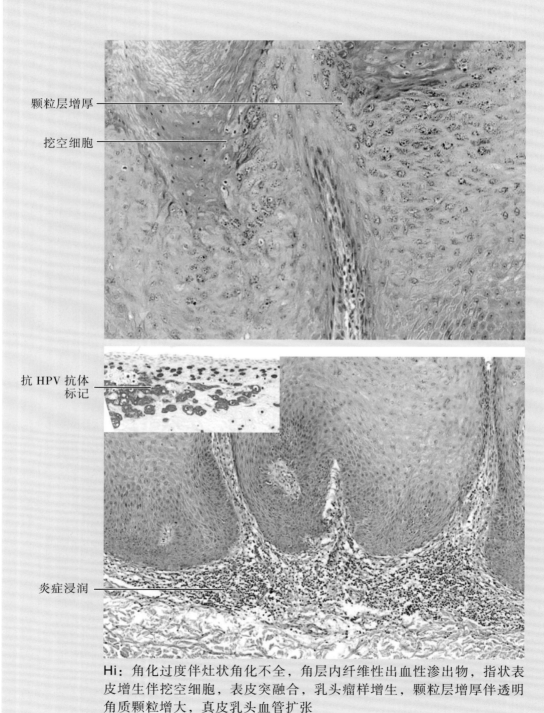

颗粒层增厚

挖空细胞

抗 HPV 抗体
标记

炎症浸润

Hi：角化过度伴灶状角化不全，角层内纤维性出血性渗出物，指状表
皮增生伴挖空细胞，表皮突融合，乳头瘤样增生，颗粒层增厚伴透明
角质颗粒增大，真皮乳头血管扩张

变异型：扁平疣

扁平褐色
丘疹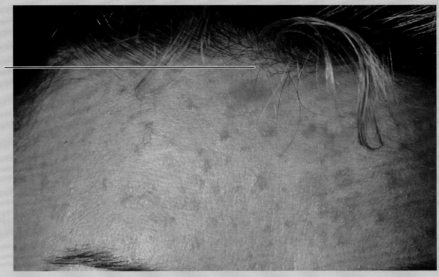

CI：角化过度的（疣状）丘疹

挖空细胞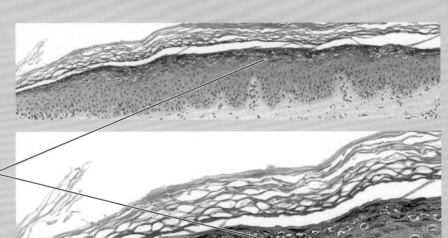

Hi：角化过度，轻度棘层肥厚，颗粒层挖空细胞（鸟眼细胞）

表
皮

变异型：尖锐湿疣

菜花状增生

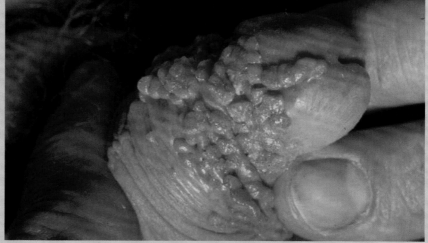

CI：肛门生殖器部位丘疹和疣状皮损

棘层肥厚，
乳头瘤样增生

缺乏角化过度

扩张的血管

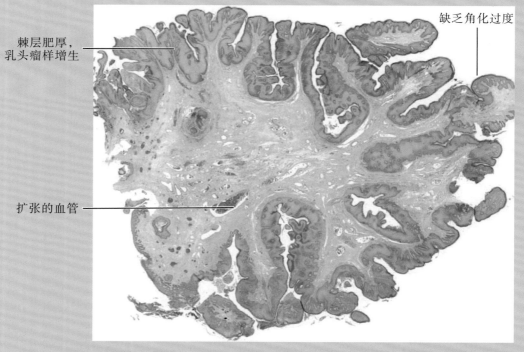

Hi：棘皮乳头状瘤伴有少量挖空细胞及局灶性角化过度伴角化不全

变异型：鲍恩样丘疹病（阴茎或女阴上皮内瘤，2 级或 3 级）

表

皮

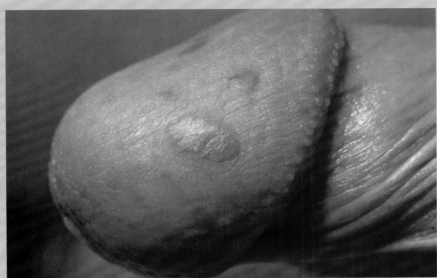

扁平丘疹

CI：肛门外生殖器部位孤立或融合的扁平丘疹

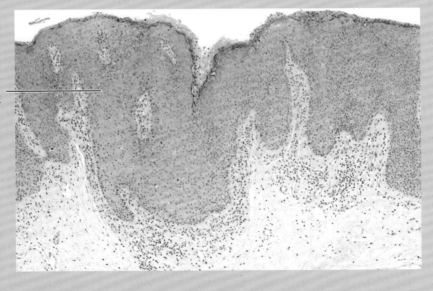

棘层肥厚，
乳头瘤样增生

表
皮

鲍恩样丘疹病（阴茎或女阴上皮内瘤，2 级或 3 级）

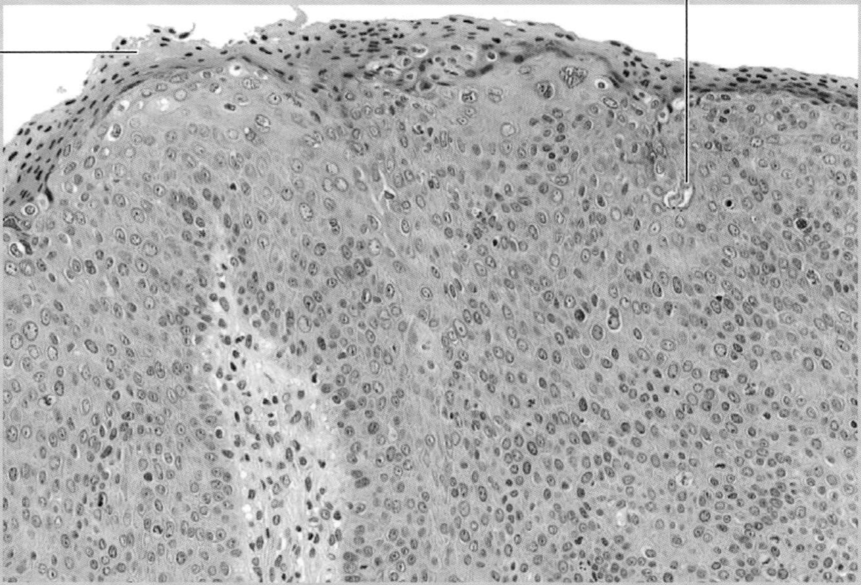

多形性细胞

角化过度伴
角化不全

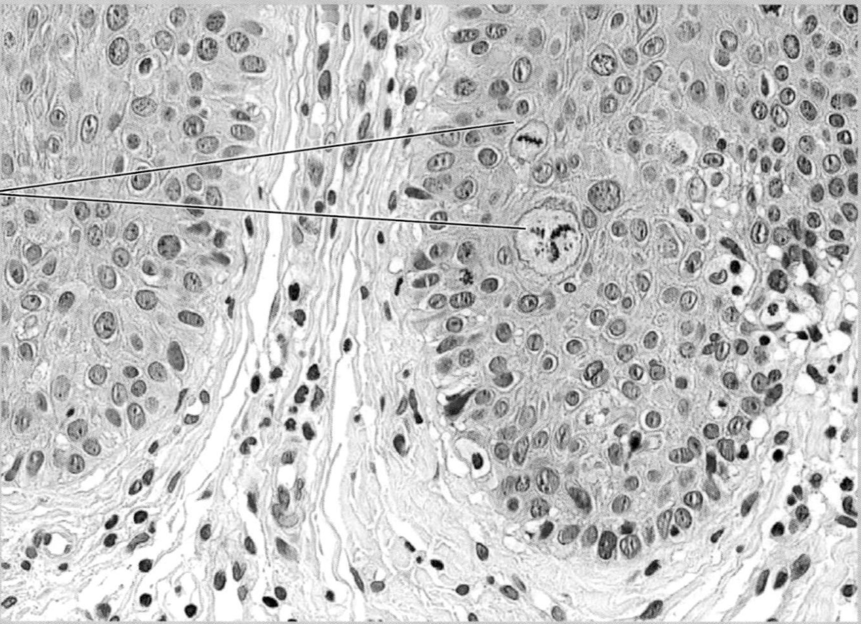

增大的上皮
细胞，不典
型性核分裂

Hi：不典型上皮细胞，细胞核多形性，核分裂增多

鉴别诊断：鲍恩病

鳞屑，
浸润性斑块

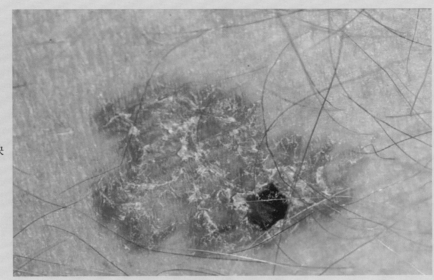

CI：红色斑块边界清楚，伴鳞屑或糜烂结痂

多形性细胞
和不典型
有丝分裂

表皮全层
不典型

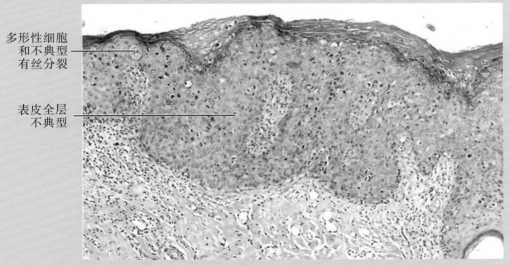

Hi：表皮全层不典型，细胞核呈团块状、多形，核分裂增多。偶与
HPV 感染有关

鉴别诊断：**疣状表皮发育不良（Lewandowsky-Lutz 发育不良）**

一手背的
褐色斑块

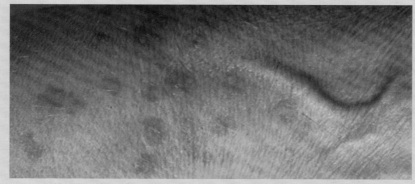

CI：遗传性皮肤病，皮损小，边界清晰，大多分布于四肢

疣状棘层肥
厚和乳头瘤
样增生

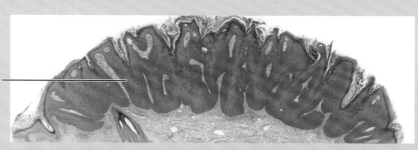

典型的"蓝
细胞"

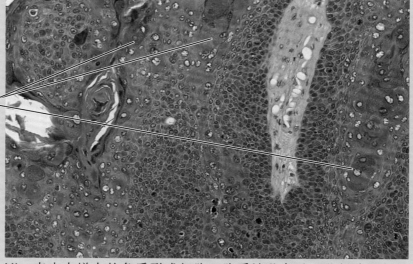

Hi：表皮内增大的角质形成细胞，胞质淡蓝色（"蓝细胞"），
由 β 型／疣状表皮发育不良 HPV 感染所致

鉴别诊断：Jacobi 血管萎缩性皮肤异色病

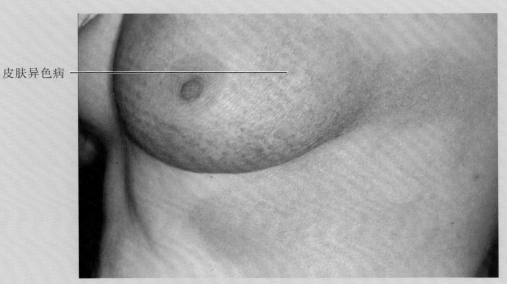

皮肤异色病

CI：斑驳状、轻度脱屑性红色斑片

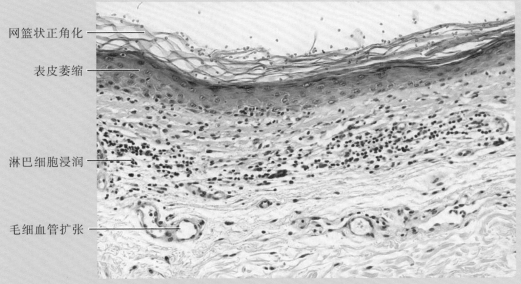

网篮状正角化

表皮萎缩

淋巴细胞浸润

毛细血管扩张

Hi：轻微淋巴细胞浸润。真皮胶原无透明变性

表
皮

鉴别诊断：硬化萎缩性苔藓

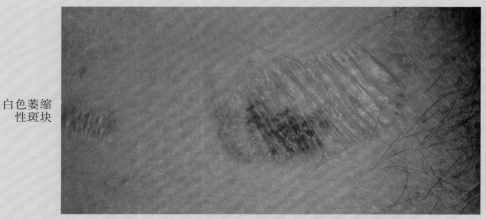

白色萎缩
性斑块

CI：白色萎缩性斑块；偶见皮内出血，尤其是生殖器部位

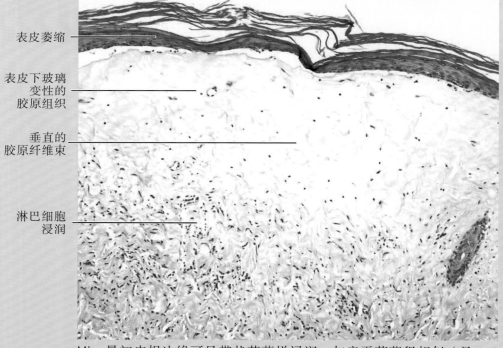

表皮萎缩

表皮下玻璃
变性的
胶原组织

垂直的
胶原纤维束

淋巴细胞
浸润

Hi：最初皮损边缘可见带状苔藓样浸润，与扁平苔藓很相似（见110页）。其后病变中心呈三色模式：表皮萎缩伴角化过度（红），真皮浅层玻璃变性，颜色苍白（白），玻璃变性带下方带状炎症细胞浸润（蓝）

鉴别诊断：慢性萎缩性肢端皮炎

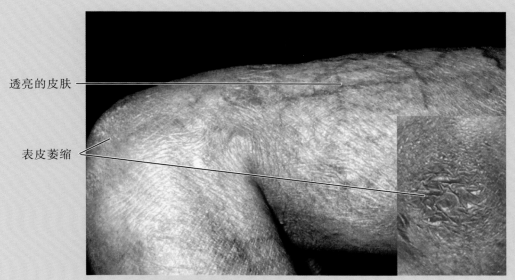

透亮的皮肤

表皮萎缩

CI：皮肤萎缩透亮，浅层血管可见

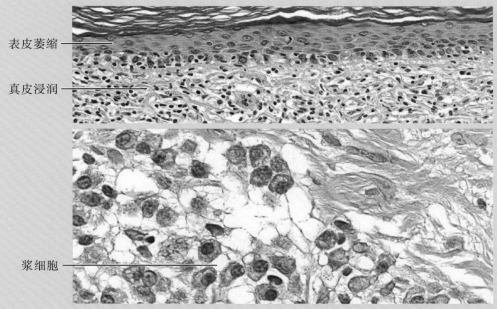

表皮萎缩

真皮浸润

浆细胞

Hi：血管周围大量浆细胞浸润。在充分发展阶段表皮及真皮萎缩

其他需要鉴别的疾病

　　硬斑病：胶原束增粗，真皮和皮下脂肪小叶间隔增厚。汗腺被致密的胶原束包绕（见 205 页）。

　　瘢痕：胶原组织纤维化，弹性纤维消失。

表

皮

第 3 章
真皮表皮交界（界面）

◎苔藓样

◎表皮下水疱

真皮表皮交界（界面）

原型：扁平（红）苔藓

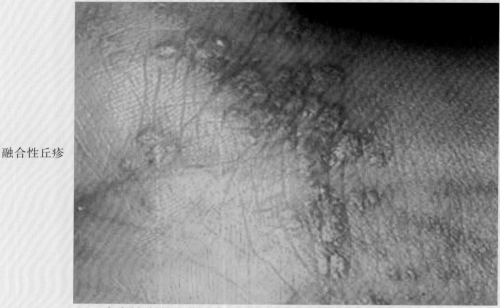

融合性丘疹

CI：瘙痒性多角形紫红色丘疹，皮损和黏膜可见威克姆纹

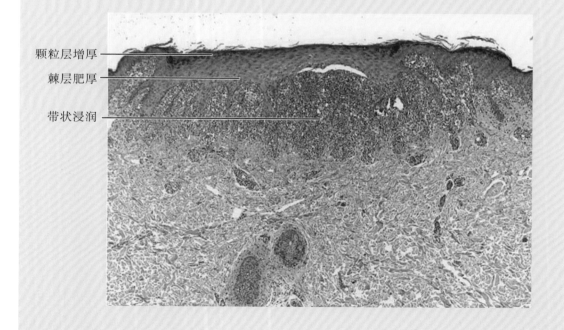

颗粒层增厚
棘层肥厚
带状浸润

扁平苔藓

颗粒层增厚 ———

表皮突延长，
呈锯齿状 ———

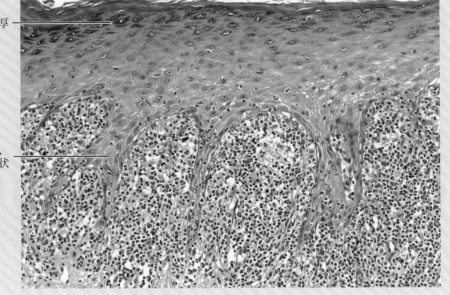

空泡化，界面模糊不清，局部裂隙形成

颗粒层增厚 ———

胶样小体 ———

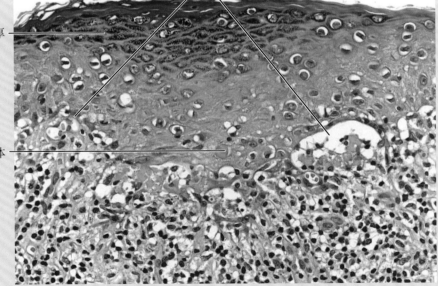

Hi：界面皮炎，棘层肥厚，V 形颗粒层增厚，角化过度，表皮下淋巴
细胞带状浸润

真皮表皮交界（界面）

变异型：肥厚性（疣状）扁平苔藓

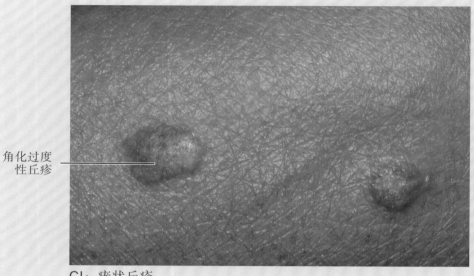

角化过度
性丘疹

CI：疣状丘疹

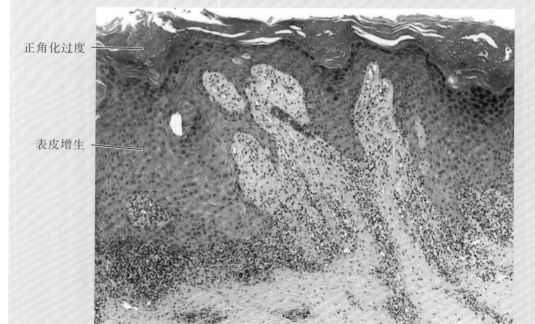

正角化过度

表皮增生

Hi：正角化过度，假上皮瘤样增生，界面淋巴细胞浸润

鉴别诊断：苔藓样药疹

斑丘疹

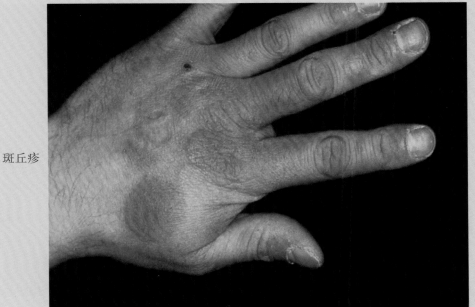

Cl：泛发性斑丘疹

凋亡的角质形成细胞

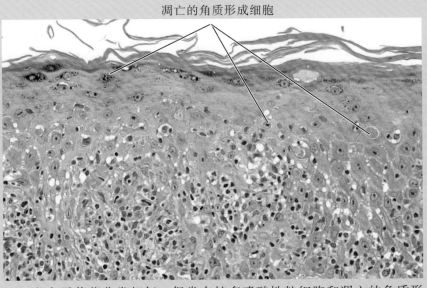

Hi：和扁平苔藓非常相似，但常有较多嗜酸性粒细胞和凋亡的角质形成细胞，偶见角化不全

鉴别诊断：**光泽苔藓**

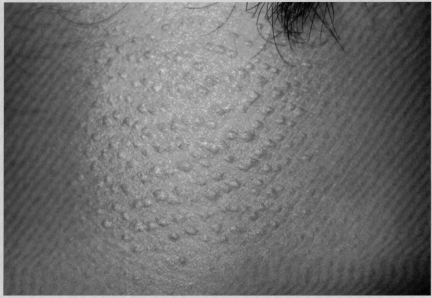

苔藓样丘疹

CI：簇集性小丘疹

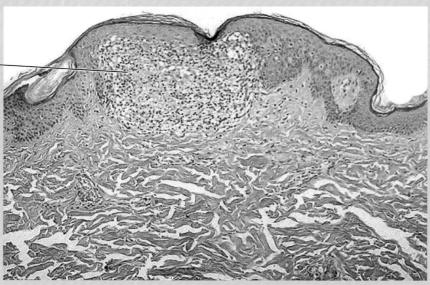

真皮乳头
淋巴组织
细胞浸润

Hi：真皮浅层局限性结节状淋巴组织细胞浸润

鉴别诊断：金黄色苔藓

棕色斑疹

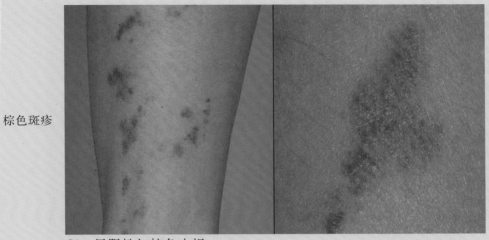

CI：局限性红棕色皮损

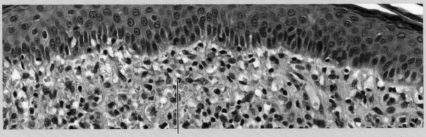

红细胞外溢   含铁血黄素（普鲁士蓝染色）

含铁血黄素

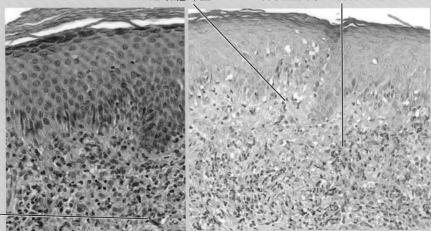

Hi：带状浸润，界面空泡化不明显，红细胞外溢，含铁血黄素沉积

真皮表皮交界（界面）

鉴别诊断：急性移植物抗宿主病

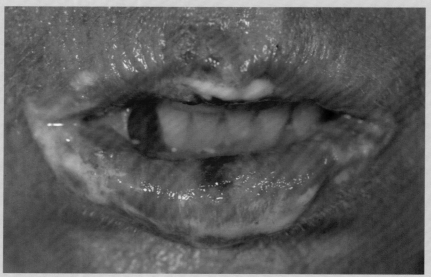

Cl：患者骨髓移植后口腔黏膜发生广泛坏死，与药物引起的中毒性表皮坏死松解症相似（见 78 页）

坏死的角质形成细胞　　　　　　　　轻微的炎症浸润

界面皮炎

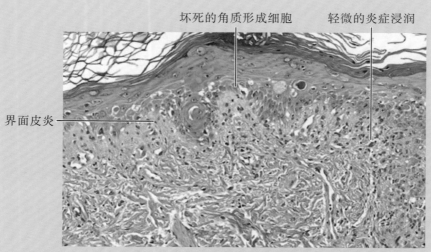

Hi：表皮变薄，大量凋亡的角质形成细胞，星状细胞坏死，真皮表皮交界处空泡化，稀疏的淋巴细胞浸润

鉴别诊断：急性系统性红斑狼疮

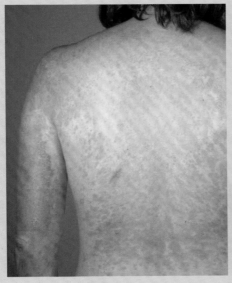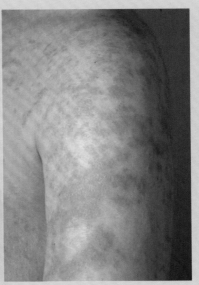

红色斑片

CI：形状奇特和融合性红色斑片

真皮浅层
轻度淋巴
细胞浸润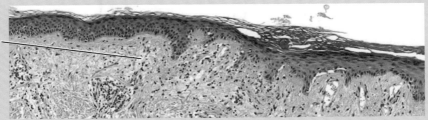

界面皮炎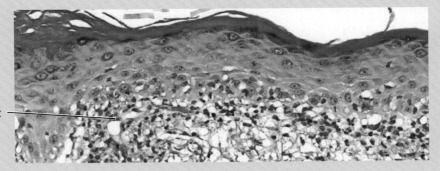

真皮表皮交界（界面）

红斑狼疮

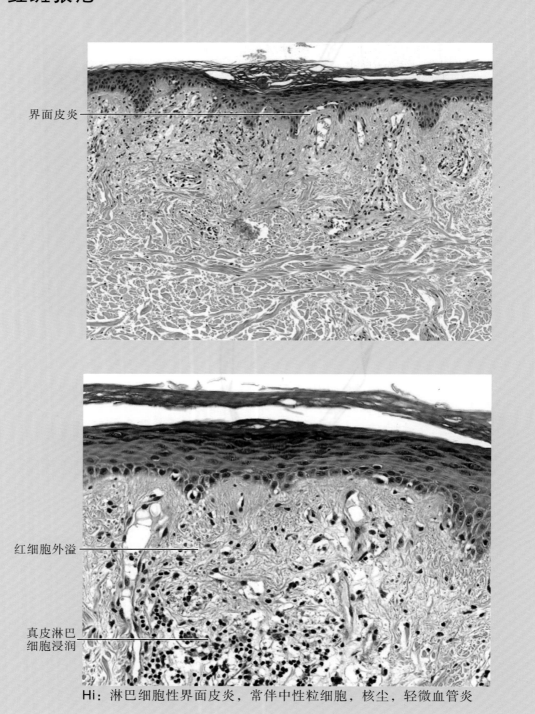

界面皮炎

红细胞外溢

真皮淋巴
细胞浸润

Hi：淋巴细胞性界面皮炎，常伴中性粒细胞，核尘，轻微血管炎

鉴别诊断：**皮肌炎**

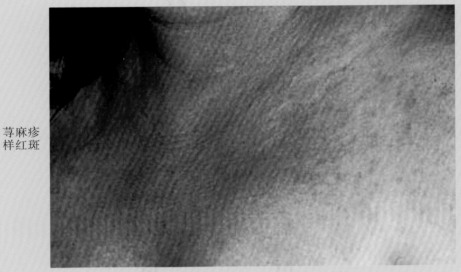

荨麻疹
样红斑

CI：红斑或皮肤异色症性皮损或手指 Gottron 丘疹

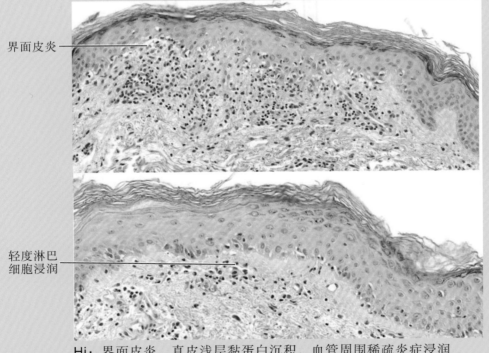

界面皮炎

轻度淋巴
细胞浸润

Hi：界面皮炎，真皮浅层黏蛋白沉积，血管周围稀疏炎症浸润

真皮表皮交界（界面）

鉴别诊断：蕈样肉芽肿（早期）

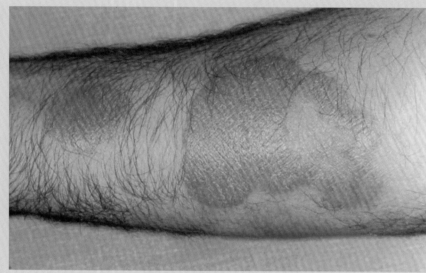

红色斑片

CI：持久性红斑

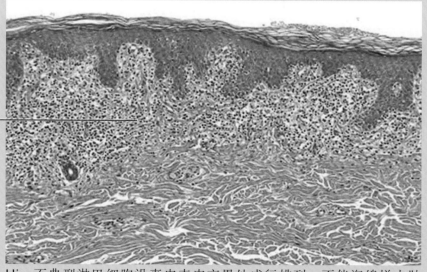

带状淋巴
细胞浸润

Hi：不典型淋巴细胞沿真皮表皮交界处成行排列，不伴海绵样水肿
的轻度亲表皮，浸润可呈带状，角质形成细胞坏死罕见

其他需要鉴别的疾病

扁平苔藓样角化病：孤立皮损。好发于胸部。组织学和扁平苔藓相似，边缘通常见色素增加的增长的表皮突。

慢性苔藓样角化病：角化过度性扁平丘疹，好发于四肢，常线状排列。组织学表现为棘层肥厚，正角化过度，界面皮炎，真皮上部苔藓样浸润。

急性苔藓痘疮样糠疹（见 84 页）：播散性鳞屑性红色斑丘疹。局灶性基底细胞空泡形成，海绵样水肿，角化过度伴角化不全，嗜中性粒细胞移入表皮，真皮全层淋巴细胞楔形浸润。

固定性药疹（见 81 页）：通常为孤立局限性褐色斑片，服药后反复。组织学可见色素失禁，表皮全层可见凋亡的角质形成细胞，真皮嗜酸性粒细胞浸润，偶见中性粒细胞。

参考文献

Akasu R, From L, Kahn H J, 1993. Lymphocyte and macrophage subsets in active and inactive lesions of lichen planus. Am J Dermatopathol, 15(3): 217–223.

Aung P P, Burns S J, Bhawan J, 2014. Lichen aureus: An unusual histopathological presentation: A case report and a review of literature. Am J Dermatopathol, 36(1): e1–4.

Camacho D, Pielasinski U, Revelles J M, et al, 2011. Lichen scrofulosorum mimicking lichen planus. Am J Dermatopathol, 33(2): 186–191.

Citarella L, Massone C, Kerl H, et al, 2003. Lichen sclerosus with histopathologic features simulating early mycosis fungoides. Am J Dermatopathol, 25(6): 463–465.

De Eusebio Murillo E, Sanchez Yus E, et al, 1999. Lichen nitidus of the palms: a case with peculiar histopathologic features. Am J Dermatopathol, 21(2): 161–164.

Gomes M A, Staquet M J, Thivolet J, 1981. Staining of colloid bodies by keratin antisera in lichen planus. Am J Dermatopathol, 3(4): 341–347.

LeBoit P E, 2000. A thickened basement membrane is a clue to...lichen sclerosus! Am J Dermatopathol, 22(5): 457–458.

Ragaz A, Ackerman A B, 1981. Evolution, maturation, and regression of lesions of lichen planus. New observations and correlations of clinical and histologic findings. Am J Dermatopathol, 3(1): 5–25.

Roustan G, Hospital M, Villegas C, et al, 1994. Lichen planus with predominant plasma cell infltrate. Am J Dermatopathol, 16(3): 311–314.

真皮表皮交界（界面）

原型：**大疱性类天疱疮**

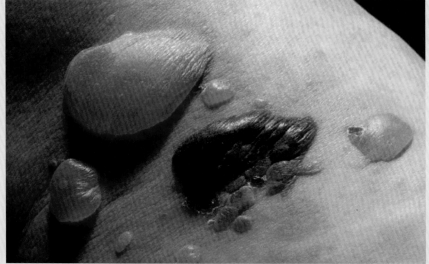

紧张性大
疱，有时
为血疱

CI：早期红斑、荨麻疹样斑片和斑块（大疱前期），伴显著瘙痒；后期出现紧张性水疱，有时为血疱；可累及黏膜

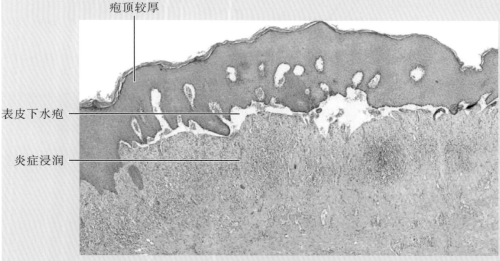

疱顶较厚

表皮下水疱

炎症浸润

Hi：真皮表皮交界处轮廓清晰的裂隙或大疱，伴嗜酸性粒细胞浸润

真皮表皮交界（界面）

大疱性类天疱疮

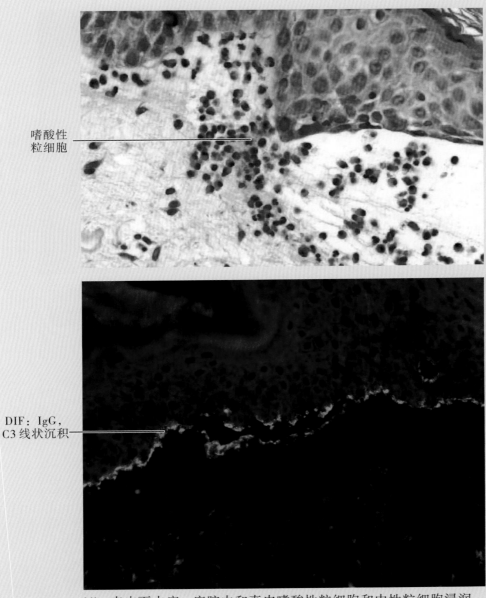

嗜酸性
粒细胞

DIF：IgG，
C3 线状沉积

Hi： 表皮下水疱，疱腔内和真皮嗜酸性粒细胞和中性粒细胞浸润，无角质形成细胞坏死，真皮无明显水肿，混以浆细胞。大疱前期无表皮下水疱。免疫组化：真皮表皮交界处 C3 线状沉积。DIF：皮损周围未受累皮肤或黏膜真皮表皮交界处 IgG 和 C3 线状沉积

大疱性类天疱疮，早期荨麻疹样

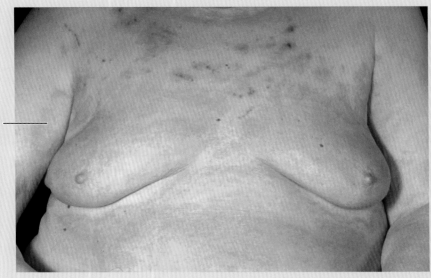

荨麻疹样
斑片 ——————

嗜酸性
粒细胞 ——————

鉴别诊断：**大疱性表皮松解症**

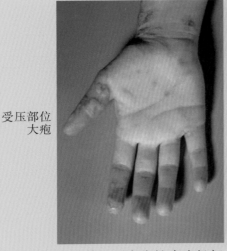
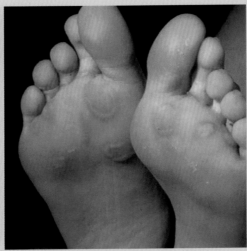

受压部位
大疱

CI：单纯型大疱性表皮松解症（Weber-Cockayne）。临床特征多样，
表现为机械性大疱形成

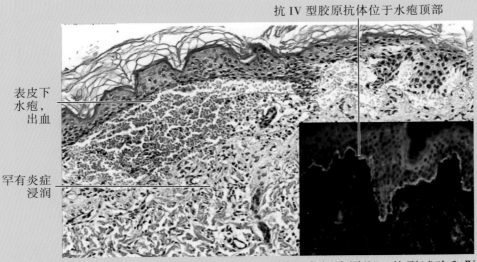

抗 IV 型胶原抗体位于水疱顶部

表皮下
水疱，
出血

罕有炎症
浸润

Hi：获得性大疱性表皮松解症。无明显炎细胞浸润，盐裂试验和 IV
型胶原染色（嵌图）：抗体位于疱顶

鉴别诊断：妊娠性类天疱疮

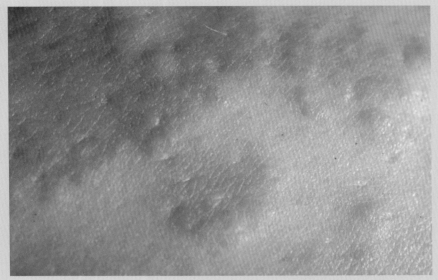

融合性丘疹、
斑块和水疱

CI：发生于腹部的瘙痒性丘疹、斑块和水疱，通常在妊娠 7~9 个月发病，也可在妊娠任何时期或者分娩后发生

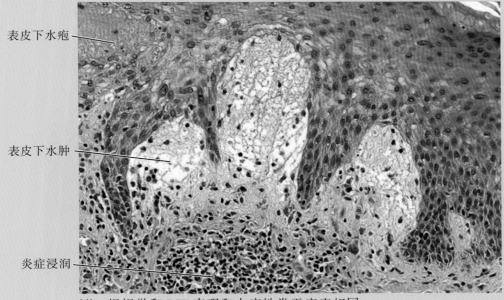

表皮下水疱

表皮下水肿

炎症浸润

Hi：组织学和 DIF 表现和大疱性类天疱疮相同

真皮表皮交界（界面）

鉴别诊断：**疱疹样皮炎（Duhring 病）**

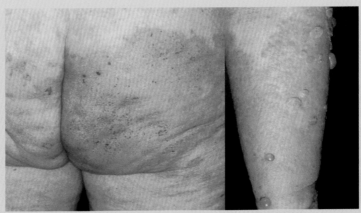

臀部和
上肢水疱

CI：多形性（湿疹样丘疹、斑块和小水疱）瘙痒性皮损，好发于肘部、膝部和臀部

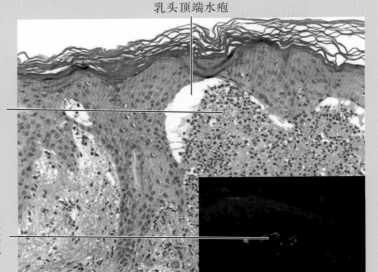

乳头顶端水疱

乳头处中性粒
细胞性微脓肿

真皮表皮交
界处颗粒状
IgA 沉积

Hi：乳头处中性粒细胞（和嗜酸性粒细胞）微脓肿。DIF（嵌图）：真皮表皮交界处 IgA 颗粒状沉积

线状 IgA 大疱性皮肤病（见 63 页）： 瘙痒性红色丘疹和斑块，发展成环形或疱疹样排列的张力性水疱。组织学显示中性粒细胞和嗜酸性粒细胞浸润。DIF：真皮表皮交界处 IgA 线状沉积。

系统性红斑狼疮： 荨麻疹样皮损，表皮下中性粒细胞带状浸润（见 117 页）。

获得性大疱性表皮松解症： 大疱性损害，表皮下中性粒细胞带状浸润。

万古霉素引起的大疱性皮炎： 伴表皮下中性粒细胞带状浸润。

其他皮肤病：迟发性皮肤卟啉病

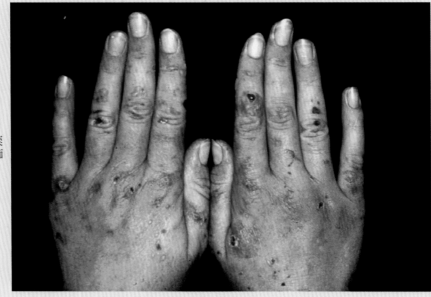

小水疱、糜
烂和结痂

Cl：曝光处张力性水疱、糜烂和结痂，好发于手背

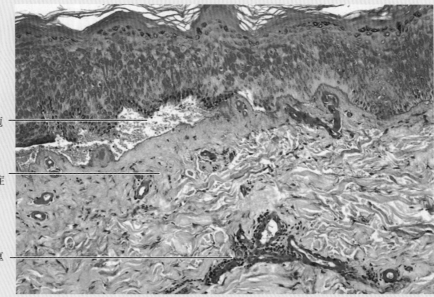

PAS 染色：

表皮下水疱

纤维化，
无炎症

血管壁增厚

Hi：表皮下水疱，真皮乳头突依然存在（花彩样），几乎没有炎症浸润，血管壁增厚（PAS 阳性）。真皮纤维化

其他皮肤病：节肢动物叮咬反应

昆虫叮咬
后的新鲜
小水疱

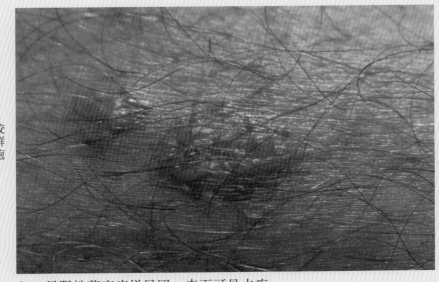

CI：局限性荨麻疹样风团，表面可见水疱

小水疱
表皮下水肿

嗜酸性粒细胞
炎症浸润
和坏死

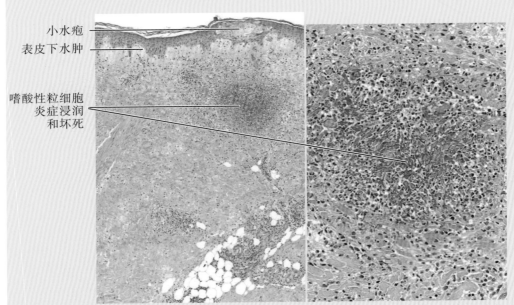

Hi：局部海绵样水肿，表皮下水肿，嗜酸性粒细胞和中性粒细胞楔形浸润

其他皮肤病：高温或机械性水疱

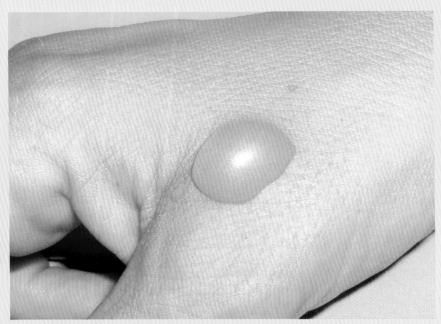

烧伤引起
的大疱

CI：张力性水疱

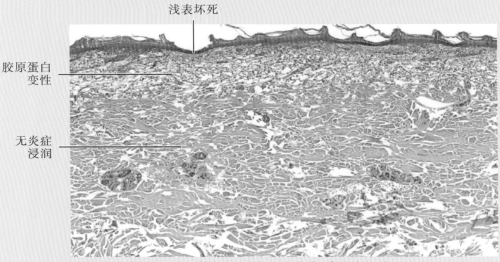

浅表坏死

胶原蛋白
变性

无炎症
浸润

Hi：无炎症浸润，显著的坏死或空泡化角质形成细胞

其他皮肤病：**大疱性药疹**

张力性
小水疱

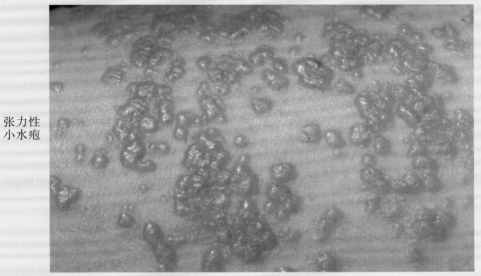

Cl：红斑基础上张力性水疱

表皮下
水疱

炎症浸润

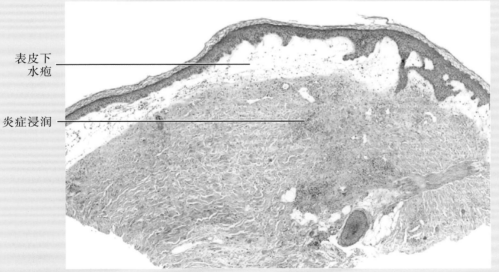

Hi：表皮下水疱形成，角质形成细胞坏死，淋巴细胞和嗜酸性粒细胞
浸润

　　多形（渗出性）红斑（见 80 页）：界面皮炎，表皮全层可见角质形成细胞坏死。真皮浅层水肿，淋巴细胞浸润。

参考文献

Andrachuk L, Ghazarian D, Siddha S, et al, 2012. Linear arrangement of neutrophils along the Basal layer in bullous pemphigoid: a unique histological finding. Am J Dermatopathol, 34(2): 192–193.

Barnadas M A, Pujol R M, Curell R, et al, 2000. Generalized pruritic eruption with suprabasal acantholysis preceeding the development of bullous pemphigoid. J Cutan Pathol, 27(2): 96–98.

Blenkinsopp W K, Haffenden G P, Fry L, et al, 1983. Histology of linear IgA disease, dermatitis herpetiformis, and bullous pemphigoid. Am J Dermatopathol, 5(6): 547–554.

Fisler R E, Saeb M, Liang M G, et al, 2003. Childhood bullous pemphigoid: A clinicopathologic study and review of the literature. Am J Dermatopathol, 25(3): 183–189.

Kneisel A, Hertl M, 2011. Autoimmune bullous skin diseases. Part 2: diagnosis and therapy. J Dtsch Dermatol Ges, 9(11): 927–947.

Smolle J, Kerl H, 1984. Pitfalls in the diagnosis of pemphigus vulgaris (early pemphigus vulgaris with features of bullous pemphigoid). Am J Dermatopathol, 6(5): 429–435.

第 4 章
真　皮

真
皮

原型：荨麻疹

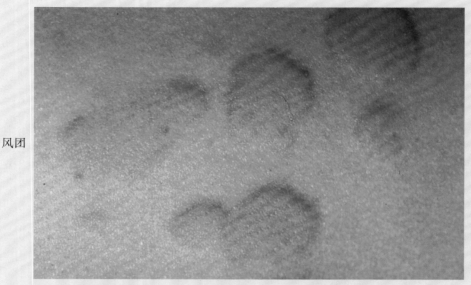

风团

CI：多种发病机制引起的，瘙痒性、一过性（通常持续数小时）红色、轻微隆起的斑块和斑片

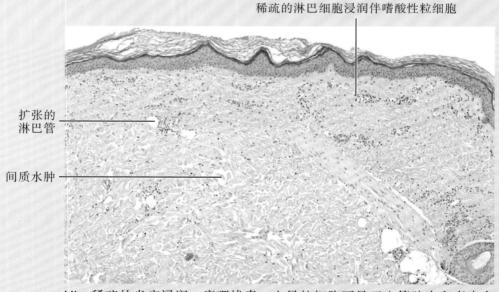

稀疏的淋巴细胞浸润伴嗜酸性粒细胞

扩张的
淋巴管

间质水肿

Hi：稀疏的炎症浸润。病理线索：少量粒细胞可见于血管腔内和真皮全层间质

荨麻疹

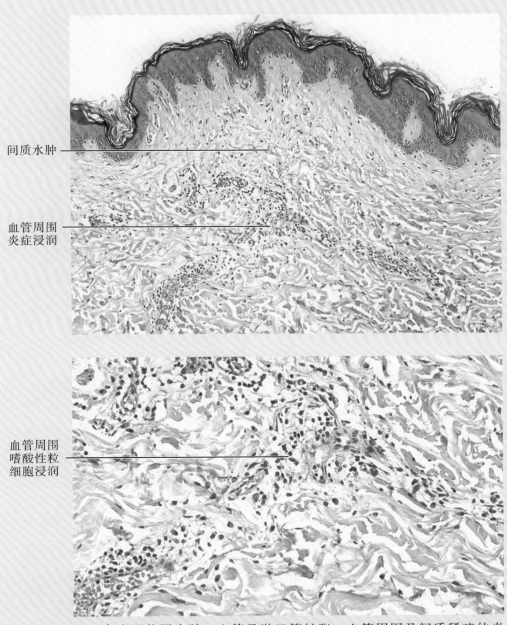

间质水肿

血管周围
炎症浸润

血管周围
嗜酸性粒
细胞浸润

Hi：真皮网状层水肿。血管及淋巴管扩张，血管周围及间质稀疏的炎症浸润，由嗜酸性粒细胞、中性粒细胞和淋巴细胞组成。无表皮改变

鉴别诊断：**荨麻疹性血管炎**

荨麻疹

Cl：伴有紫癜的荨麻疹皮损，持续超过 24h

真

皮

稀疏的
炎症浸润

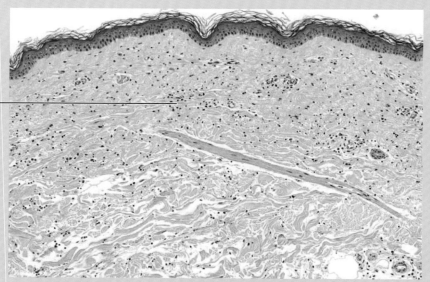

Hi：中性粒细胞性血管炎，伴荨麻疹性稀疏的间质间粒细胞浸润

荨麻疹性血管炎

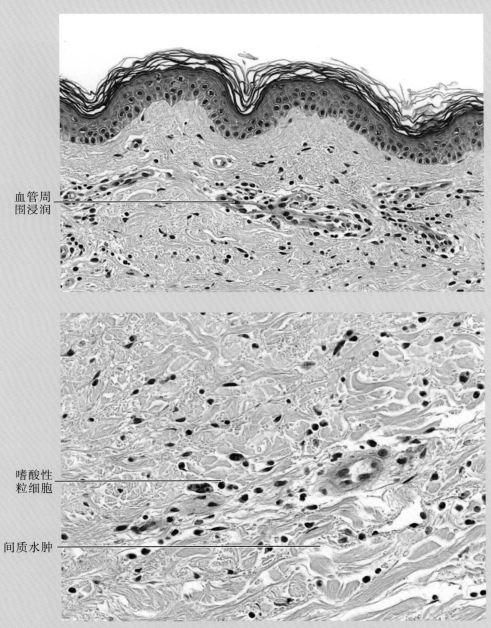

血管周
围浸润

嗜酸性
粒细胞

间质水肿

真

皮

Hi：真皮小血管管壁嗜酸性粒细胞、中性粒细胞和核尘浸润

鉴别诊断：药疹（亦见表皮坏死性疾病和真皮 – 表皮交界苔藓样疾病）

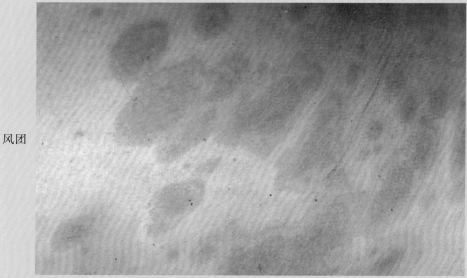

风团

Ci：红斑和荨麻疹样风团

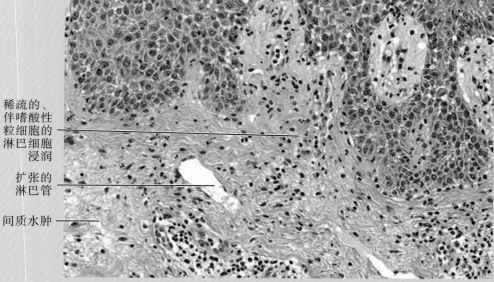

稀疏的、伴嗜酸性粒细胞的淋巴细胞浸润

扩张的淋巴管

间质水肿

Hi：组织学可能与荨麻疹相同。偶有界面改变。临床表现以斑丘疹性发疹为主

真
皮

鉴别诊断：妊娠瘙痒性荨麻疹性丘疹及斑块

融合性
荨麻疹
样丘疹

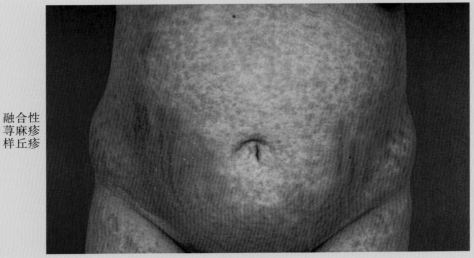

Cl：妊娠末三个月发生，通常位于腹部的瘙痒性荨麻疹样丘疹和斑块

血管周围
淋巴细胞
浸润

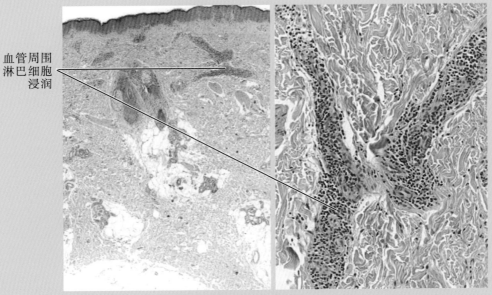

Hi：血管周围淋巴细胞和嗜酸性粒细胞浸润。表皮可出现海绵样水肿

鉴别诊断： 淋巴水肿

先天性（左）
和获得性（右）
严重淋巴水肿

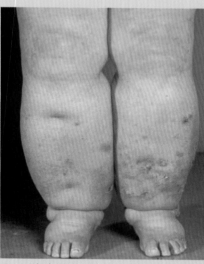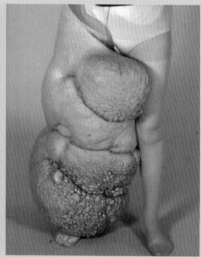

Cl：肿胀通常发生在下肢或淋巴引流受阻区域

水肿和
纤维化

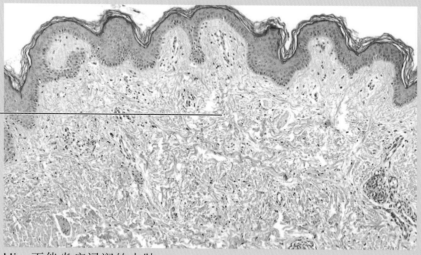

Hi：不伴炎症浸润的水肿

其他需要鉴别的疾病

中性粒细胞性荨麻疹：真皮中上层以中性粒细胞为主的血管周围浸润。可与 Schnitzler 综合征（罕见伴有荨麻疹和单克隆丙球蛋白病的多系统疾病）相关。

肥大细胞增多症（色素性荨麻疹）：嗜酸性粒细胞和大量肥大细胞（每 HPF 大于 20 个肥大细胞）构成的、不明显的、混合性、围管性浸润。

丹毒（见 162 页）：血管周围及间质以中性粒细胞为主的浸润。水肿。临床表现为边界清晰的红斑和发热。

大疱性类天疱疮，大疱前期（见 166 页）：临床和病理学表现与荨麻疹相似，伴真皮嗜酸性粒细胞浸润。

疱疹样皮炎（Duhring 病）（见 127 页）：真皮乳头可见中性粒细胞聚集和空泡形成。

节肢动物叮咬反应（见 129 页）：淋巴细胞和嗜酸性粒细胞组成的楔形浸润。表皮有局灶性海绵样水肿。

参考文献

Jordaan H F, Schneider J W, 1997. Papular urticaria: a histopathologic study of 30 patients. Am J Dermatopathol, 19(2): 119–126.

Kossard S, Hamann I, Wilkinson B, 2006. Defining urticarial dermatitis: a subset of dermal hypersensitivity reaction pattern. Arch Dermatol, 142(1): 29–34.

Sanchez J L, Benmaman O, 1992. Clinicopathological correlation in chronic urticaria. Am J Dermatopathol, 14(3): 220–223.

Stewart G E, 2002. Histopathology of chronic urticaria. Clin Rev Allergy Immunol. 2nd, 23(2): 195–200.

Toyoda M, Maruyama T, Bhawan J, 1996. Free eosinophil granules in urticaria: a correlation with the duration of wheals. Am J Dermatopathol, 18(1): 49–57.

真皮

原型：慢性盘状红斑狼疮

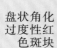

盘状角化
过度性红
色斑块

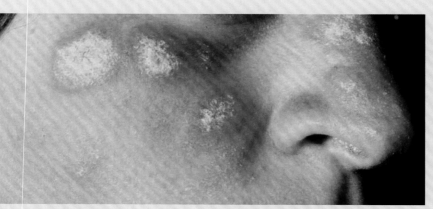

Cl：常发生于曝光部位的钱币状或盘状红色斑块，合并毛囊角化过度，
有愈合遗留瘢痕倾向

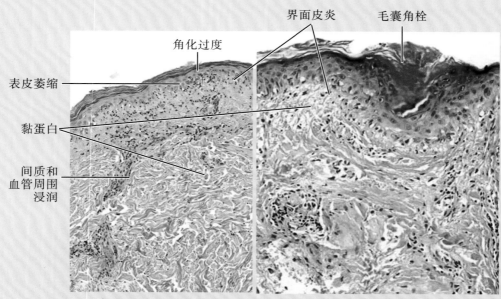

界面皮炎 　毛囊角栓

角化过度

表皮萎缩

黏蛋白

间质和
血管周围
浸润

Hi：角化过度，毛囊角栓。表皮萎缩，角质形成细胞凋亡。交界区空
泡变性（界面皮炎）。血管周围和附属器周围片状或袖套状密集淋巴
细胞浸润。无嗜酸性粒细胞。真皮全层可见间质黏蛋白沉积

变异型：**系统性红斑狼疮**

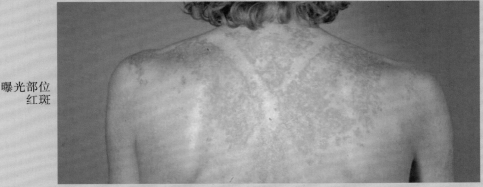

曝光部位
红斑

CI： 诊断基于满足 4 条以上美国风湿病学会诊断标准。包括：面部"蝶形"红斑，弥漫性光敏感性红斑，口腔溃疡

真

皮

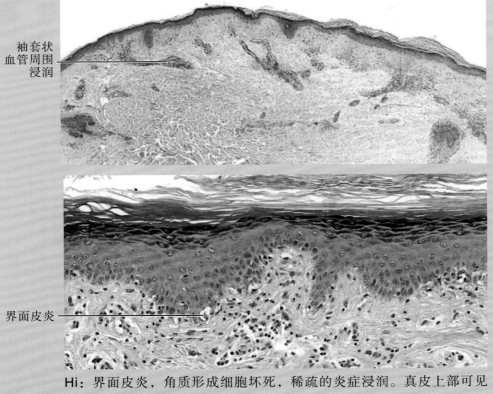

袖套状
血管周围
浸润

界面皮炎

Hi： 界面皮炎，角质形成细胞坏死，稀疏的炎症浸润。真皮上部可见水肿和黏蛋白沉积

真
皮

变异型：亚急性皮肤红斑狼疮

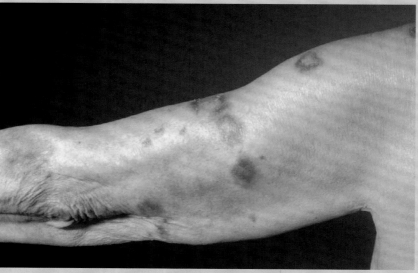

环形红斑
性皮损

Cl： 非瘢痕性，环形或多环形，或丘疹鳞屑性（银屑病样）斑块。
通常位于上半身，并明确由紫外线引发。如果出现全身症状（关节炎、
发热、全身不适），比 SLE 轻微（严重的 CNS 或肾脏疾病罕见）

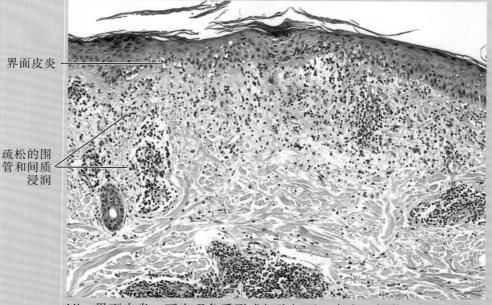

界面皮炎

疏松的围
管和间质
浸润

Hi： 界面皮炎。可出现角质形成细胞坏死。真皮上部淋巴细胞围管性
浸润，比系统性红斑狼疮更明显。真皮黏蛋白沉积

变异型：肿胀性红斑狼疮

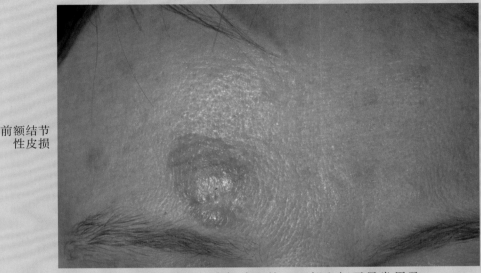

前额结节
性皮损

CI：无鳞屑的丘疹结节性皮损或斑块。面部和躯干最常累及

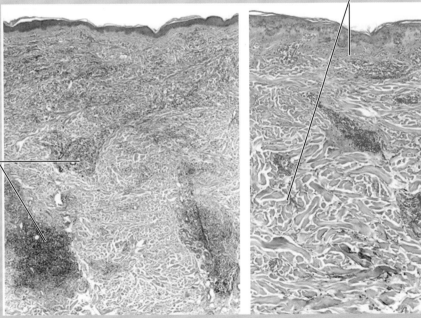

黏蛋白沉积（阿辛蓝染色）

致密结节性
淋巴细胞
浸润

Hi：浅表及深部血管周围及附属器周围袖套状淋巴细胞浸润。真皮间质黏蛋白沉积。缺乏表皮改变，比如界面空泡变性或角化过度伴角化不全

真

皮

真
皮

变异型：深在性红斑狼疮（狼疮性脂膜炎）

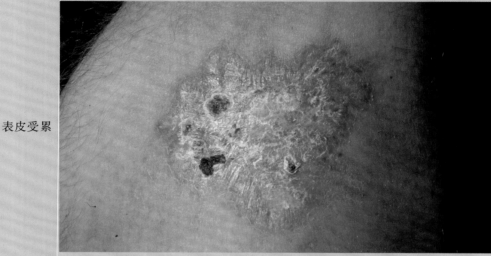

表皮受累

Cl：轻度隆起的皮下结节性损害。其上表皮正常或萎缩，有时可表现为红斑和质硬的角化过度。可出现溃疡

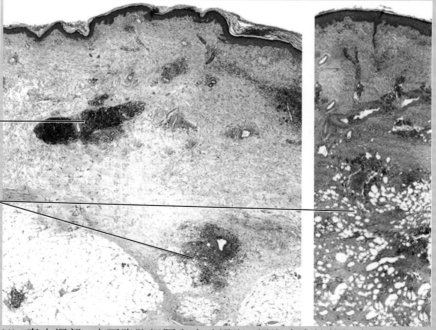

致密结节
性淋巴细
胞浸润

间隔和
小叶性
脂膜炎

Hi：真皮深部、皮下脂肪间隔和小叶浸润。浸润中中性粒细胞明显缺乏，可见浆细胞

鉴别诊断：冻疮

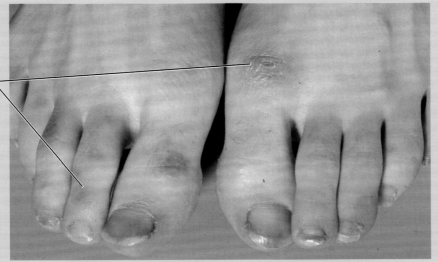

蓝红色浸润

CI：肢端（手指或足趾）肿胀性或浸润性蓝红色水肿性结节，常伴多汗和肢端发绀

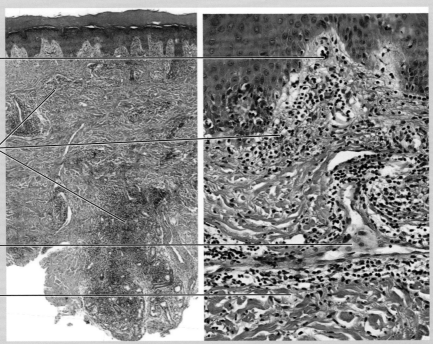

真皮乳头水肿（像罗马式建筑的拱门）

真皮浅层及深层致密淋巴细胞浸润，伴浆细胞

扩张的血管

黏蛋白沉积（绵软的水肿）

Hi：组织学表现相似，但界面空泡化改变相对不明显。水肿的血管壁内淋巴细胞浸润；可见浆细胞

真

皮

鉴别诊断：Jessner-Kanof 淋巴细胞浸润

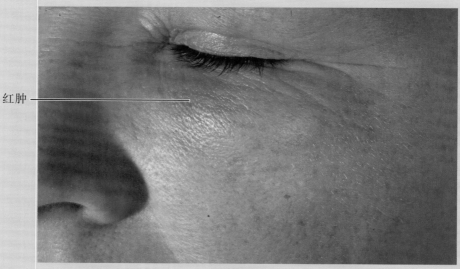

红肿

CI：局限性红色斑块样肿胀或浸润

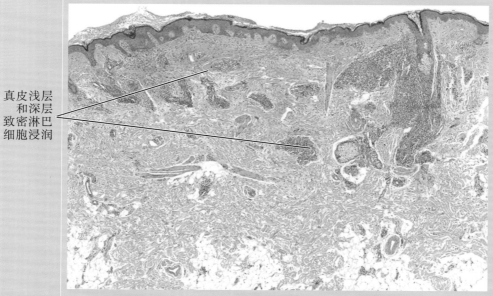

真皮浅层
和深层
致密淋巴
细胞浸润

Hi：真皮全层血管周围淋巴细胞浸润。间质稀疏黏蛋白沉积

真
皮

鉴别诊断：**假性淋巴瘤**

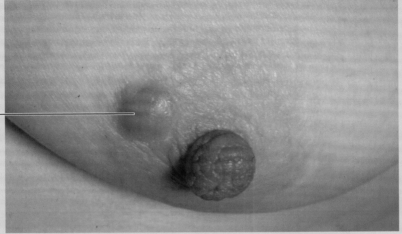

乳头旁结节

CI： 常为单个柔软丘疹或结节

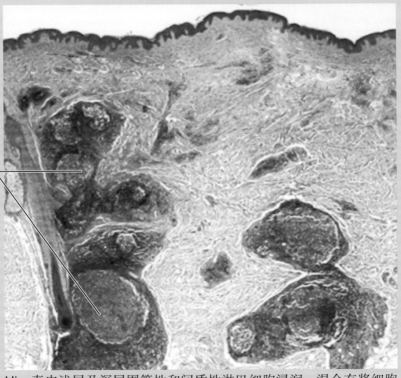

致密淋巴细胞
浸润伴滤泡
结构

Hi： 真皮浅层及深层围管性和间质性淋巴细胞浸润，混合有浆细胞
和嗜酸性粒细胞，滤泡结构可有可无（也称皮肤淋巴组织良性增生）

真
皮

其他需要鉴别的疾病

网状红斑性黏蛋白沉积症（REM 综合征）（见 300、301 页）：真皮全层围管性淋巴细胞浸润和间质稀疏的黏蛋白沉积。

光变应性和光毒性反应（见 19、83 页）：角质形成细胞凋亡，海绵样水肿，围管性嗜酸性粒细胞浸润（尤其见于光敏性反应）。

多形性日光疹（见 21 页）：尽管多形性日光疹在受累个体中呈单一形态发疹，但不同患者中有多种（多形性）临床表现，从红斑到丘疹到丘疱疹，仅见于光照部位。组织病理表现为真皮乳头显著水肿，界面水疱形成，淋巴细胞和嗜酸性粒细胞袖套状围管性浸润。表皮可出现海绵样水肿。

参考文献

Honigsmann H, 2008. Polymorphous light eruption. Photodermatol Photoimmunol Photomed, 24(3): 155–161.

Kuhn A, Sonntag M, Ruzicka P, et al, 2003. Histopathologic findings in lupus erythematosus tumidus: review of 80 patients. J Am Acad Dermatol, 48(6): 901–908.

Kuo T T, Lo S K, Chan H L, 1994. Immunohistochemical analysis of dermal mononuclear cell infiltrates in cutaneous lupus erythematosus, polymorphous light eruption, lymphocytic infiltration of Jessner, and cutaneous lymphoid hyperplasia: a comparative differential study. J Cutan Pathol, 21(5): 430–436.

Molina-Ruiz A M, Sanmartin O, Santonja C, et al, 2013. Spring and summer eruption of the elbows: a peculiar localized variant of polymorphous light eruption. J Am Acad Dermatol, 68(2): 306–312.

Naleway A L, 2002. Polymorphous light eruption. Int J Dermatol, 41(7): 377–383.

Naleway A L, Greenlee R T, Melski J W, 2006. Characteristics of diagnosed polymorphous light eruption. Photodermatol Photoimmunol Photomed, 22(4): 205–207.

Obermoser G, Sontheimer R D, Zelger B, 2010. Overview of common, rare and atypical manifestations of cutaneous lupus erythematosus and histopathological correlates. Lupus, 19(9): 1050–1070.

Pincus L B, LeBoit P E, Goddard D S, et al, 2010. Marked papillary dermal edema-an unreliable discriminator between polymorphous light eruption and lupus erythematosus or dermatomyositis. J Cutan Pathol, 37(4): 416–425.

Rijlaarsdam J U, Nieboer C, Vries E de, et al, 1990. Characterization of the dermal infiltrates in Jessner's lymphocytic infiltrate of the skin, polymorphous light eruption and cutaneous lupus erythematosus: differential diagnostic and pathogenetic aspects. J Cutan Pathol, 17(1): 2–8.

Vieira V, Del Pozo J, Yebra-Pimentel M T, 2006. Lupus erythematosus tumidus: a series of 26 cases. Int J Dermatol, 45(5): 512–517.

真皮

原型：淋巴瘤样丘疹病，A 型

中央坏死性
丘疹

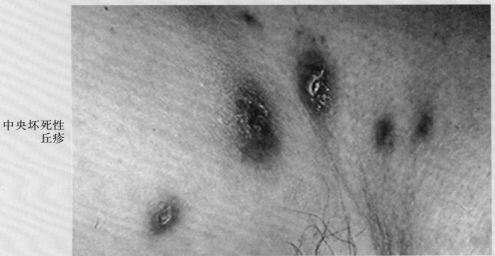

CI：分散或群集的、复发性丘疹坏死性皮损，数周自愈，有时遗留痘疮样瘢痕

真皮
中上部
浸润

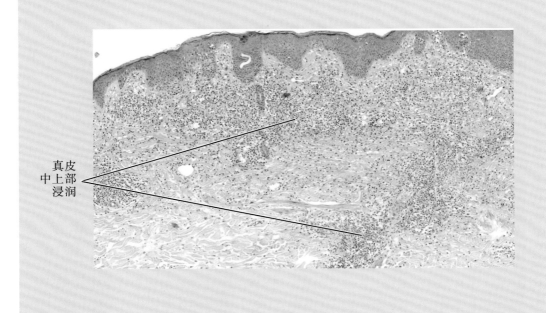

真

皮

淋巴瘤样丘疹病，A 型

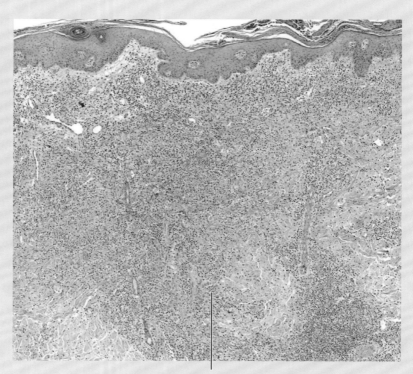

伴有很多嗜酸性粒细胞的淋巴组织细胞性浸润

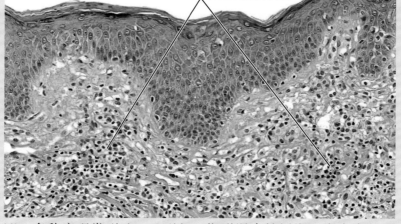

真皮
中上层
浸润

Hi：多种病理类型（A~E 型）。楔形混合性浸润，含有大的不典型淋巴细胞、小淋巴细胞、组织细胞、中性粒细胞和嗜酸性粒细胞。大的不典型淋巴细胞表达 CD30（蕈样肉芽肿样 B 型除外），有丝分裂活跃、血管壁破坏和溃疡，退行性皮损可见瘢痕形成

淋巴瘤样丘疹病，A 型

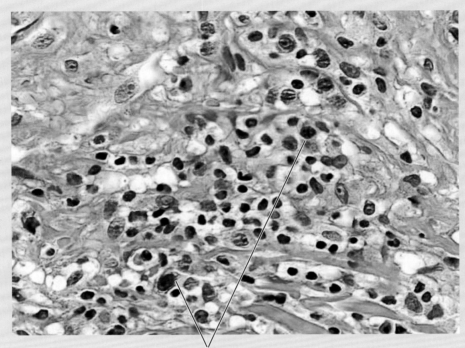

CD30 阳性不典型大淋巴细胞

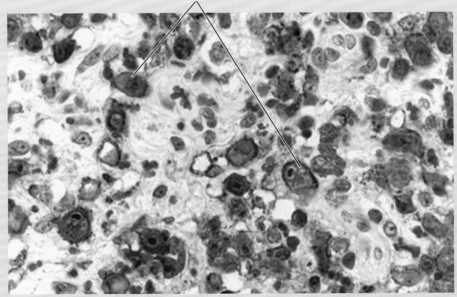

Hi：嗜酸性粒细胞和组织细胞浸润中散在 CD30 阳性的大淋巴细胞

真

皮

变异型：B、C、D、E、6p25.3 型

B 型：蕈样肉芽肿样变异型，可见亲表皮的小到中等大小、核呈脑回形的不典型淋巴细胞，可有不同程度 CD30 表达。

C 型：CD30 阳性大淋巴细胞融合成片，其中仅见少量炎症细胞。

D 型：小到中等大小 CD8 阳性和 CD30 阳性不典型淋巴细胞亲表皮性浸润。可见深部血管周围浸润。

E 型：大量中等大小 CD30 阳性且常 CD8 阳性的不典型淋巴细胞呈血管中心性和血管破坏性性浸润。可见广泛性出血、坏死和溃疡形成。

6p25.3 易位相关型：佩吉特样网状细胞增生症样表皮改变，常伴明显真皮结节。小到中等大小不典型细胞主要累及附属器周围。T 细胞增生活性增高，其细胞标记（CD4 及 CD8 双阴性，但 βF1 阳性）通常缺失，TIA-1 表达减弱甚至消失。6p25.3 探针荧光原位杂交阳性（迄今为止唯一具有可重复性基因异常的亚型）。

鉴别诊断

原发性皮肤间变性大细胞淋巴瘤：组织病理学特征与淋巴瘤样丘疹病的 C 型相同，伴 CD30 阳性间变大淋巴细胞的结节性浸润。75% 以上的大细胞表达 CD30。临床表现为孤立或群集、生长迅速的肿瘤。

系统性间变性大细胞淋巴瘤：组织病理学特征与原发性皮肤间变性大细胞淋巴瘤和 C 型淋巴瘤样丘疹病相同，但是常表达 ALK/p80 和 EMA。

蕈样肉芽肿（见 120 页）：可出现斑片和斑块。斑片期或斑块期蕈样肉芽肿在组织病理学上与 B 型和 D 型淋巴瘤样丘疹病不能区分，转化期或肿瘤期蕈样肉芽肿可与 C 型淋巴瘤样丘疹病相似。

原发性皮肤 CD8 阳性侵袭性亲表皮细胞毒性 T 细胞淋巴瘤：组织病理学表现与 D 型淋巴瘤样丘疹病类似，但不表达 CD30。临床表现为迅速进展的糜烂及坏死性斑块和肿瘤。

结外 NK/T 细胞淋巴瘤，鼻型和皮肤 γ/δ 淋巴瘤：组织病理学与 E 型淋巴瘤样丘疹病类似，但临床表现为糜烂和坏死性肿瘤皮损，无自发消退。结外 NK/T 细胞淋巴瘤与 EB 病毒感染相关。

淋巴瘤样药疹：多种表现（蕈样肉芽肿样、假性淋巴瘤样、红斑狼疮样、苔藓样、血管炎样）。

淋巴瘤样接触性皮炎：海绵样水肿，浅表致密的淋巴细胞浸润，伴有嗜酸性粒细胞。

超敏反应（节肢动物叮咬、疥疮、寄生虫感染）：混合性楔形浸润，包括激活的、小到中等大小的淋巴细胞（部分细胞表达 CD30）、中性粒细胞和嗜酸性粒细胞，偶见浆细胞，有表皮改变。

参考文献

Burg G, Hoffmann-Fezer G, et al, 1981. Lymphomatoid papulosis: a cutaneous T-cell pseudolymphoma. Acta Derm Venereol, 61(6): 491–496.

Cardoso J, Duhra P, et al, 2012. Lymphomatoid papulosis type D: a newly described variant easily confused with cutaneous aggressive CD8-positive cytotoxic T-cell lymphoma. Am J Dermatopathol, 34(7): 762–765.

El Shabrawi-Caelen L, Kerl H, et al, 2004. Lymphomatoid papulosis: reappraisal of clinicopathologic presentation and classification into subtypes A, B, and C. Arch Dermatol, 140(4): 441–447.

Jokinen C H, Wolgamot G M, et al, 2007. Lymphomatoid papulosis with CD1a+ dendritic cell hyperplasia, mimicking Langerhans cell histiocytosis. J Cutan Pathol, 34(7): 584–587.

Karai L J, Kadin M E, et al, 2013. Chromosomal rearrangements of 6p25.3 define a new subtype of lymphomatoid papulosis. Am J Surg Pathol, 37(8): 1173–1181.

Kempf W, 2006. CD30+ lymphoproliferative disorders: histopathology, differential diagnosis, new variants, and simulators. J Cutan Pathol, 33 Suppl 1: 58–70.

真
皮

Kempf W, Kazakov D V, et al, 2013. Follicular lymphomatoid papulosis revisited: A study of 11 cases, with new histopathological findings. J Am Acad Dermatol, 68(5): 809–816.

Kempf W, Kazakov D V, et al, 2013. Angioinvasive lymphomatoid papulosis: a new variant simulating aggressive lymphomas. Am J Surg Pathol, 37(1): 1–13.

Macaulay W L, 1981. Lymphomatoid papulosis. Thirteen years later. Am J Dermatopathol, 3(2): 165–167.

McQuitty E, Curry J L, et al, 2014. CD8-positive（"type D"）lymphomatoid papulosis and its differential diagnosis. J Cutan Pathol, 41(2): 88–100.

Saggini A, Gulia A, et al, 2010. A variant of lymphomatoid papulosis simulating primary cutaneous aggressive epidermotropic CD8+ cytotoxic T-cell lymphoma. Description of 9 cases. Am J Surg Pathol, 34(8): 1168–1175.

Sharaf M A, Romanelli P, et al, 2014. Angioinvasive lymphomatoid papulosis: Another case of a newly described variant. Am J Dermatopathol, 36(3): e75–77.

Tomaszewski M M, Lupton G P, et al, 1995. A comparison of clinical, morphological and immunohistochemical features of lymphomatoid papulosis and primary cutaneous CD30(Ki-1)-positive anaplastic large cell lymphoma. J Cutan Pathol, 22(4): 310–318.

原型：急性发热性嗜中性皮肤病（Sweet 综合征）

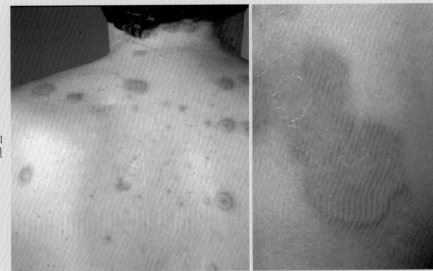

靶形红斑，
荨麻疹性和
大疱性皮损

CI：水肿性、疼痛性、富含液体的红色斑块或结节，最终可演变为脓疱、
大疱和出血性损害。患者表现为发热和中性粒细胞计数升高。偶可合
并粒 – 单核细胞白血病

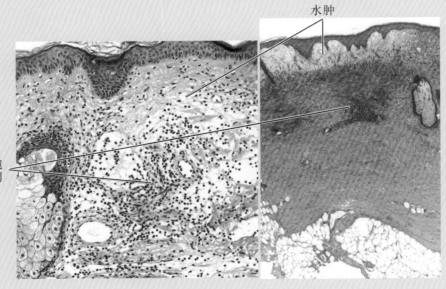

水肿

中性粒细胞
浸润

真

皮

急性发热性嗜中性皮肤病（Sweet 综合征）

真皮

皮

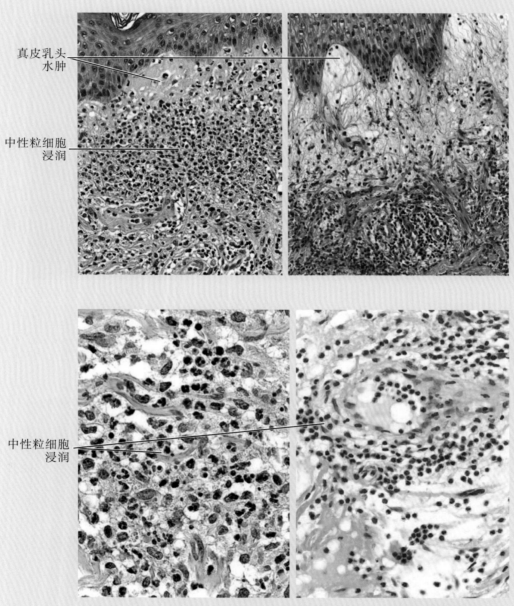

真皮乳头
水肿

中性粒细胞
浸润

中性粒细胞
浸润

Hi：深达真皮深层的、弥漫性中性粒细胞浸润，显著真皮乳头水肿，白细胞碎裂伴核尘，无血管炎表现。可有皮下（脂膜炎样）Sweet 综合征

原型：嗜酸性蜂窝织炎（Wells 综合征）

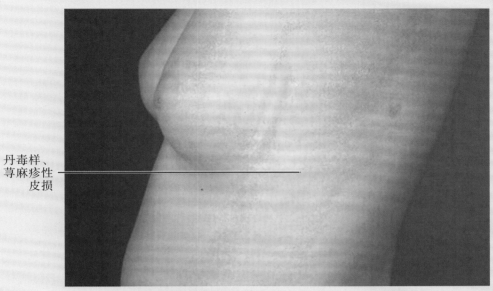

丹毒样、
荨麻疹性
皮损

CI：急性期多发性、局限性红斑或荨麻疹样皮损，持续数天。特殊情况下可见大的"地图样"红斑，类似丹毒。瘙痒性、浸润性红斑是后期肉芽肿期的典型皮损

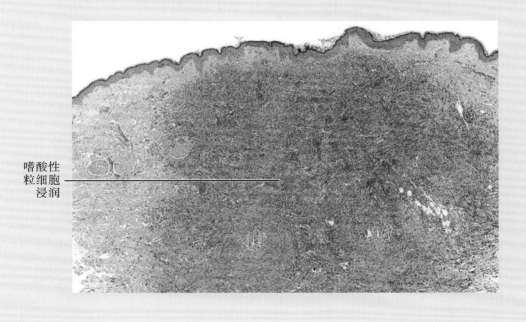

嗜酸性
粒细胞
浸润

真

皮

嗜酸性蜂窝织炎（Wells 综合征）

嗜酸性
粒细胞
浸润

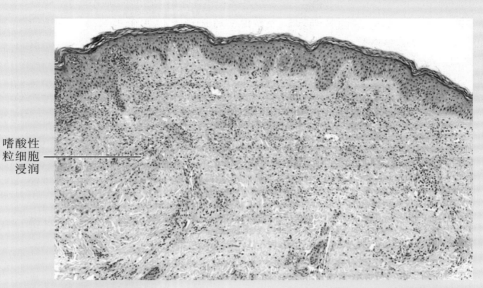

胶原嗜酸性变性（"火焰征"），可见嗜酸性粒细胞和嗜酸性颗粒

嗜酸性
细胞和核尘

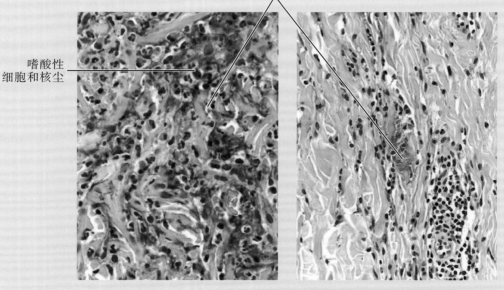

Hi：真皮全层致密的围管性和弥散性间质性浸润，由嗜酸性粒细胞和少量淋巴细胞组成；真皮乳头水肿；可见多个嗜酸性火焰征，由嗜酸性变性的胶原区及其周围环绕的嗜酸性粒细胞构成；晚期可见肉芽肿性改变，由中央坏死性嗜酸性胶原和其周围环绕的大量组织细胞和巨噬细胞构成（嗜酸性粒细胞性微肉芽肿）

变异型：

　　早期，表现为以嗜酸性粒细胞和少量淋巴细胞为主的水肿性荨麻疹样浸润，偶尔类似丹毒或经典的荨麻疹。

　　晚期，表现为多个明显嗜酸性微肉芽肿的肉芽肿性浸润。

真

皮

鉴别诊断：丹毒

真
皮

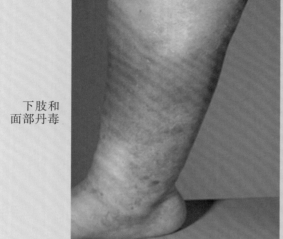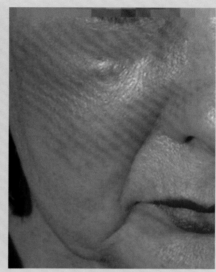

下肢和
面部丹毒

CI：可表现为红斑、出血性和大疱性多种皮损。最典型的表现是有离心性扩大趋势的疼痛性水肿性红斑；多由浅表淋巴管的链球菌感染引起。好发于下肢和面部

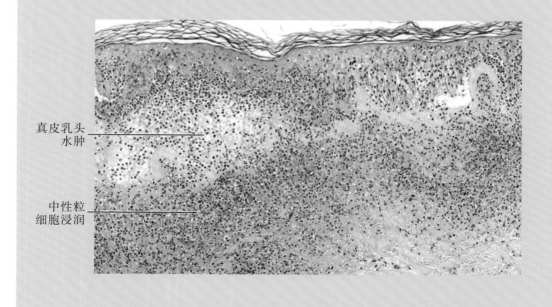

真皮乳头
水肿

中性粒
细胞浸润

丹　毒

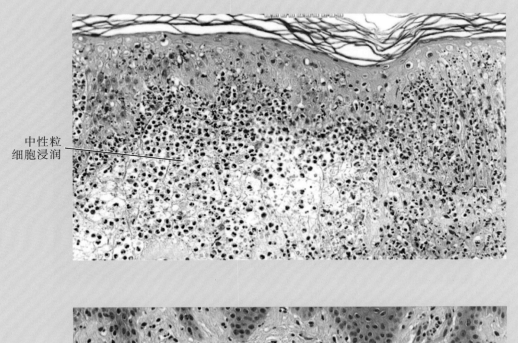

中性粒
细胞浸润

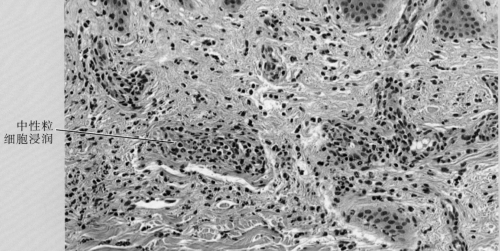

中性粒
细胞浸润

Hi：真皮上部水肿，血管扩张，密度不一的中性粒细胞浸润

真
皮

鉴别诊断：**脓肿**

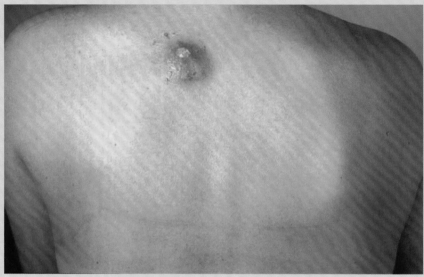

CI：局限性肿胀伴化脓性中心

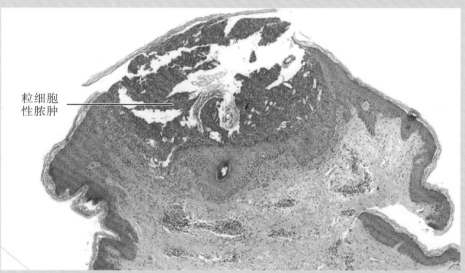

粒细胞
性脓肿

Hi：化脓性中性粒细胞浸润伴坏死

鉴别诊断：变应性肉芽肿性血管炎（嗜酸性肉芽肿性多血管炎）

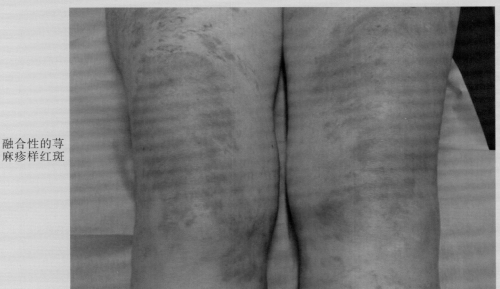

融合性的荨麻疹样红斑

Cl：紫癜性红斑

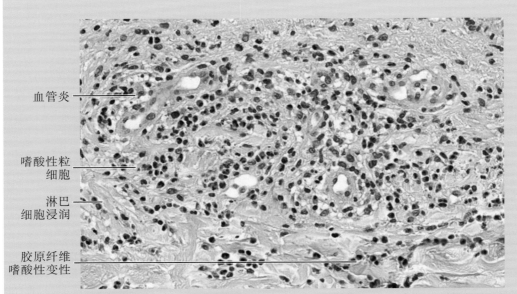

血管炎

嗜酸性粒细胞

淋巴细胞浸润

胶原纤维嗜酸性变性

Hi：嗜酸性粒细胞性血管炎伴嗜酸性火焰征和（或）嗜酸性粒细胞性栅栏样微肉芽肿。嗜酸性粒细胞性血管炎是诊断的首要条件

真
皮

鉴别诊断：大疱性类天疱疮

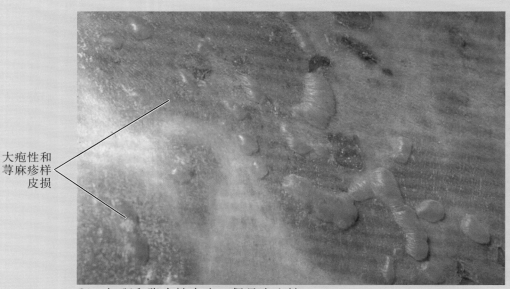

大疱性和
荨麻疹样
皮损

CI：红斑和张力性大疱，偶见出血性

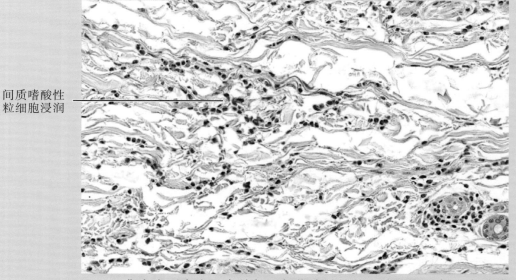

间质嗜酸性
粒细胞浸润

Hi：经典表皮下水疱，合并邻近部位嗜酸性粒细胞浸润，偶见布满嗜
酸性火焰征

鉴别诊断：坏疽性脓皮病

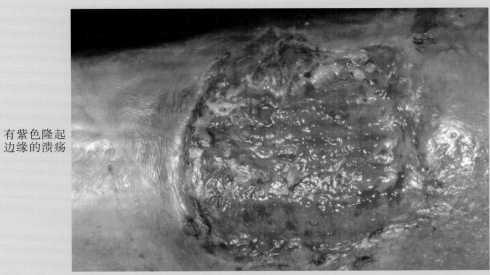

有紫色隆起
边缘的溃疡

CI：离心性扩大的溃疡，边缘紫色隆起，呈潜行性

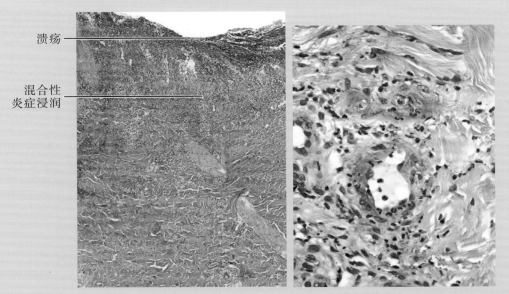

溃疡

混合性
炎症浸润

Hi：超出溃疡范围的中性粒细胞丰富的炎症和白细胞碎裂性血管炎，
可见血管壁的破坏，壁内粒细胞浸润，以及纤维蛋白和红细胞外渗

真
皮

其他需要鉴别的疾病

节肢动物叮咬反应（见 129 页）：界限清楚的楔形浸润，偶见火焰征。

嗜酸性毛囊炎（HIV 相关性）：毛囊炎伴嗜酸性粒细胞，往往累及相邻真皮。

嗜酸性筋膜炎（Shulman 综合征）（见 210 页）：延伸至皮下组织的浅表和深部真皮浸润。真皮上部常见稀疏嗜酸性粒细胞浸润，皮下组织浸润常见。火焰征不总能见到。

评　注

经典的"红色"火焰征由变性的胶原蛋白中心及其周围密集的嗜酸性粒细胞以及核碎裂组成。这种类型的火焰征在所有嗜酸性粒细胞丰富的炎症浸润性疾病中都会见到。

经典的"蓝色"火焰征（Churg-Strauss 肉芽肿）由一个相当大的、强嗜碱性、中央坏死性胶原蛋白中心和其周围致密的中性粒细胞组成。嗜碱性火焰征常与红斑狼疮、类风湿性关节炎和其他类似的自身免疫性疾病相关。

参考文献

Aberer W, Konrad K, et al, 1988. Wells' syndrome is a distinctive disease entity and not a histologic diagnosis. J Am Acad Dermatol, 18(1 Pt 1): 105–114.

Battistella M, Bourrat E, et al, 2012. Sweet-like reaction due to arthropod bites: a histopathologic pitfall. Am J Dermatopathol, 34(4): 442–445.

Bonamigo R R, Razera F, et al, 2011. Neutrophilic dermatoses: part I. An Bras Dermatol, 86(1): 11–25; quiz 26–27.

Chan M P, Duncan L M, et al, 2013. Subcutaneous Sweet syndrome in the setting of myeloid disorders: a case series and review of the literature. J Am Acad Dermatol, 68(6): 1006–1015.

Draft K S, Wiser E B, et al, 2005. Dermatopathology update of newer dermatologic manifestations of systemic disease. Adv Dermatol, 21: 101–132.

Moossavi M, Mehregan D R, 2003. Wells' syndrome: a clinical and histopathologic review of seven cases. Int J Dermatol, 42(1): 62–67.

Ratzinger G, Burgdorf W, et al, 2007. Acute febrile neutrophilic dermatosis: a histopathologic study of 31 cases with review of literature. Am J Dermatopathol, 29(2): 125–133.

Stern J B, Sobel H J, et al, 1984. Wells' syndrome: is there collagen damage in the flame figures? J Cutan Pathol, 11(6): 501–505.

Wood C, Miller A C, et al, 1986. Eosinophilic infiltration with flame figures. A distinctive tissue reaction seen in Wells' syndrome and other diseases. Am J Dermatopathol, 8(3): 186–193.

真皮

原型：结节病

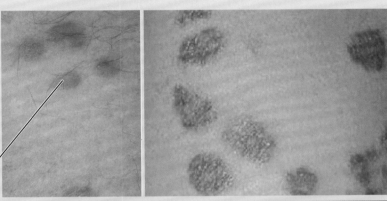

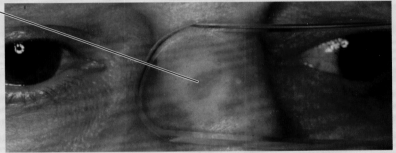

褐色斑块
和丘疹

CI：结节病总的来说是一种累及多个器官的系统性疾病，其皮
肤表现有多种临床类型。皮损可表现为褐蓝色"肉瘤样"红斑、
斑块、结节、环状皮损、皮下浸润或瘢痕性损害

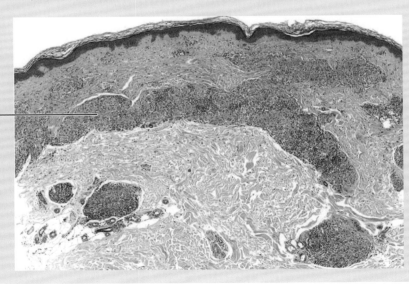

"裸"上皮样
细胞肉芽肿

结节病

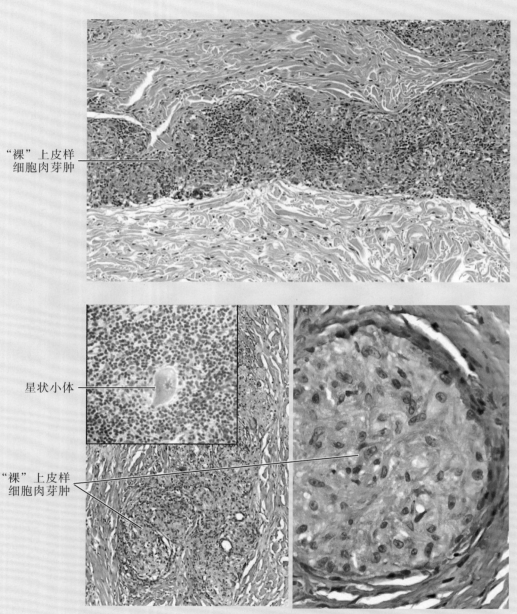

"裸"上皮样
细胞肉芽肿

星状小体

"裸"上皮样
细胞肉芽肿

真
皮

Hi： 无干酪样变的"裸"（缺乏伴随的淋巴细胞浸润）上皮细胞样肉
芽肿真皮内结节状浸润；组织细胞性巨细胞胞质内可见星状小体。大
多数病例仅混合少量淋巴细胞。偏振光下偶见双折射的异物（结节病
性异物反应）

变异型：Miescher 盘状肉芽肿病

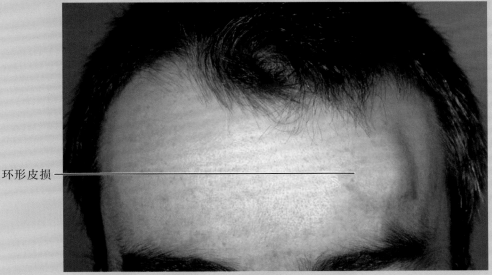

环形皮损

CI：浅表盘状或环状皮损，好发于前额

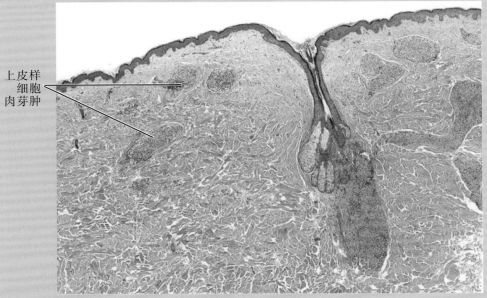

上皮样
细胞
肉芽肿

Hi：真皮上部"裸"上皮样细胞肉芽肿

真

皮

变异型：结节病（冻疮样狼疮）

真
皮

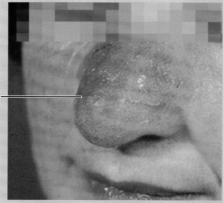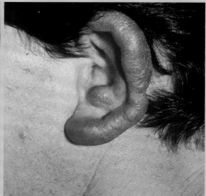

鼻部和耳
部蓝色调
肿胀

Cl：蓝红色浸润性肿胀，多在肢端部位

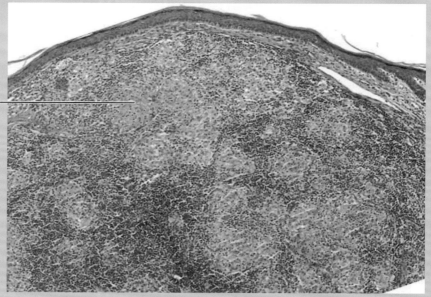

上皮样细
胞肉芽肿，
混合大量
淋巴细胞

Hi：上皮样细胞肉芽肿伴致密淋巴细胞浸润。好发于面部，尤其鼻部

结节病相关综合征

- **Löfgren 综合征**：急性结节病，累及肺门淋巴结，伴结节性红斑和关节炎。
- **Heerfordt 综合征**：腮腺肿大，葡萄膜炎，面神经麻痹，发热。
- **多发性囊性骨炎（Jüngling 病）**：慢性纤维化结节病，冻疮样狼疮，骨囊肿（手指或足趾末节）。

真
皮

鉴别诊断： Miescher 肉芽肿性唇炎

真

皮

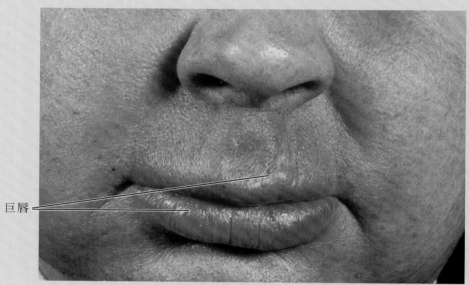

巨唇

CI： 唇部肿胀，可合并面神经麻痹和皱襞舌（Miescher-Melkersson-Rosenthal 综合征）

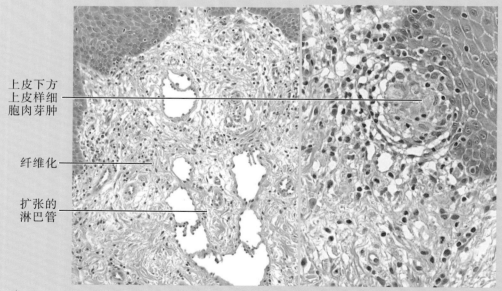

上皮下方
上皮样细
胞肉芽肿

纤维化

扩张的
淋巴管

Hi： 真皮水肿或纤维化，少量"裸"肉芽肿和淋巴管扩张

鉴别诊断：**异物肉芽肿**

丘疹性和
瘢痕性损害

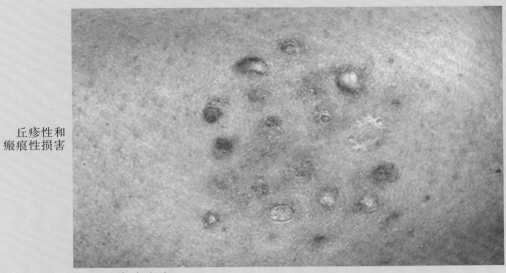

CI：丘疹或瘢痕

肉芽肿性
浸润

上皮样细胞
和多核
巨细胞

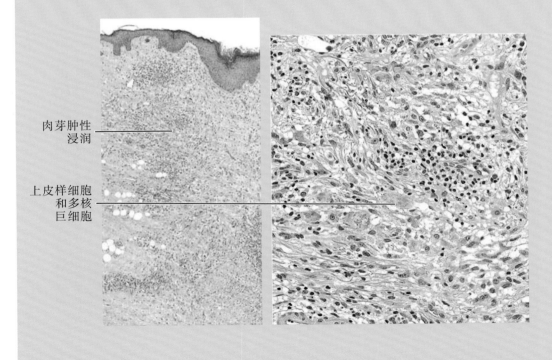

真

皮

异物肉芽肿

真
皮

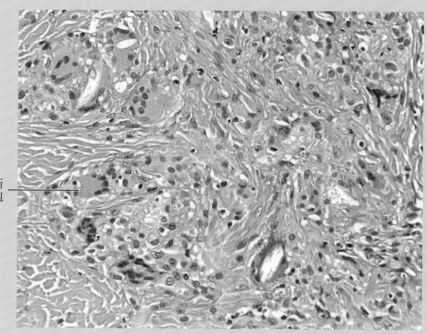

朗汉斯
巨细胞

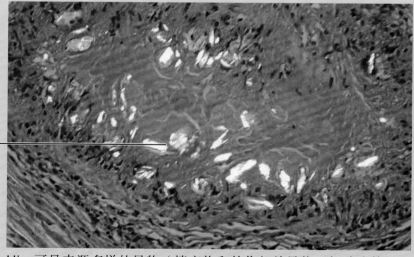

巨细胞内双
折射异物
（偏振光）

Hi：可见来源多样的异物（填充物和外伤相关异物，如玻璃等）

鉴别诊断：间质肉芽肿性皮炎（合并关节炎）

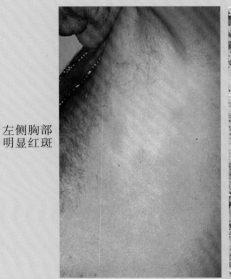

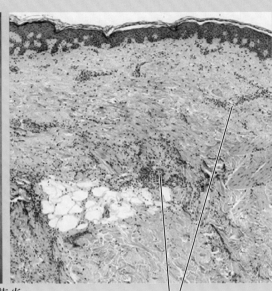

左侧胸部明显<u>红斑</u>

Cl：片状融合性红斑和关节炎

间质性和围管性中性粒细胞浸润

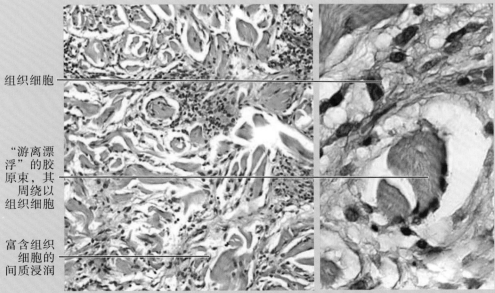

组织细胞

"游离漂浮"的胶原束，其周绕以组织细胞

富含组织细胞的间质浸润

Hi：组织细胞丰富的浸润，可见嗜酸性粒细胞，胶原纤维被包围，无渐进性坏死。典型的"游离漂浮"的胶原束，其周绕以组织细胞

真

皮

其他需要鉴别的疾病

肉芽肿性酒渣鼻（见 329，330 页）：面中部（包括鼻部和颊部）的红色和淡褐色斑块、丘疹或脓疱。组织学表现为真皮内以毛囊为中心的由上皮样细胞和朗格汉斯多核巨细胞构成的肉芽肿性浸润，真皮上部毛细血管扩张，伴淋巴细胞、中性粒细胞和浆细胞浸润，以及皮脂腺增生。

面部肉芽肿（见 252 页）：紫红色、棕红色浸润性斑块，好发于男性面部。组织学有淋巴组织细胞性（"肉芽肿性"）浸润，伴白细胞碎裂性血管炎。可见大量嗜酸性粒细胞和浆细胞。

环状肉芽肿（见 187 页）：渐进坏死性区域含黏蛋白，周围组织细胞浸润呈栅栏样；或表现为组织细胞丰富的局灶性间质性浸润（间质型）。

克罗恩病：非干酪坏死性肉芽肿，临床背景是诊断的关键。

分枝杆菌感染（见 179 页）：伴或不伴坏死的肉芽肿（如非典型分枝杆菌），混合中性粒细胞和淋巴细胞。可以齐 – 内染色检测抗酸杆菌或通过 PCR 或组织培养来鉴定分枝杆菌。

肉芽肿性皮肤 T 细胞淋巴瘤（蕈样肉芽肿）：结节病或环状肉芽肿样模式。可见小到中等大小不典型淋巴细胞，亲表皮性仅半数病例可见。

结节性红斑（见 268 页）：皮下脂肪间隔内多核巨细胞和混合性细胞浸润。在合并 Löefgren 综合征的急性结节病患者，结节性红斑同时伴发淋巴结病和多关节炎。

评 注

因原有瘢痕中异物而发生的结节病性浸润可能是系统性结节病的表现，应进行深入检查。

参考文献

Ball N J, Kho G T, et al, 2004. The histologic spectrum of cutaneous sarcoidosis: a study of twenty-eight cases. J Cutan Pathol, 31(2): 160–168.

Brinster N K, 2008. Dermatopathology for the surgical pathologist: a pattern-based approach to the diagnosis of inflammatory skin disorders (part Ⅱ). Adv Anat Pathol, 15(6): 350–369.

Haimovic A, Sanchez M, et al, 2012. Sarcoidosis: a comprehensive review and update for the dermatologist: part I. Cutaneous disease. J Am Acad Dermatol, 66(5): 699 e1–18; quiz 717–718.

Mangas C, Fernandez-Figueras M T, et al, 2006. Clinical spectrum and histological analysis of 32 cases of specific cutaneous sarcoidosis. J Cutan Pathol, 33(12): 772–777.

Miida H, Ito M, 2010. Tuberculoid granulomas in cutaneous sarcoidosis: a study of 49 cases. J Cutan Pathol, 37(4): 504–506.

Sanchez J L, Berlingeri-Ramos A C, et al, 2008. Granulomatous rosacea. Am J Dermatopathol, 30(1): 6–9.

Tchernev G, Patterson J W, et al, 2010. Sarcoidosis of the skin-a dermatological puzzle: important differential diagnostic aspects and guidelines for clinical and histopathological recognition. J Eur Acad Dermatol Venereol, 24(2): 125–137.

Tomasini C, Pippione M, 2002. Interstitial granulomatous dermatitis with plaques. J Am Acad Dermatol, 46(6): 892–899.

真
皮

原型：寻常狼疮

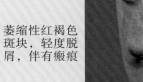

萎缩性红褐色
斑块，轻度脱
屑，伴有瘢痕

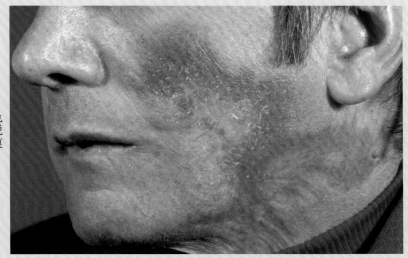

CI：小结节或萎缩性、残损性斑块。疣状变异型伴角化过度

淋巴细胞浸润

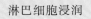

伴有中央
干酪样坏死
的上皮样
细胞肉芽肿

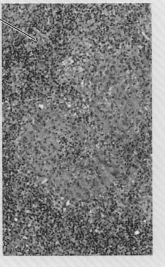

寻常狼疮

真
皮

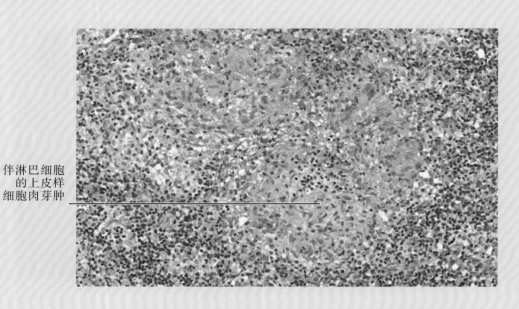

伴淋巴细胞
的上皮样
细胞肉芽肿

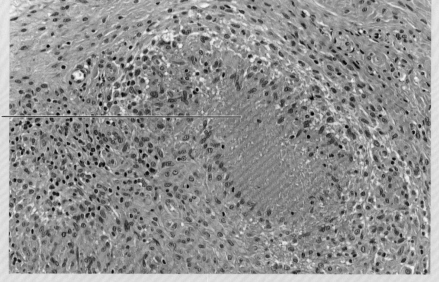

伴中央干酪
样坏死的
上皮样细胞
肉芽肿

Hi：小结节性真皮肉芽肿，由苍白的组织细胞和少量多核朗格汉斯细胞，以及包绕其外围的致密淋巴细胞层组成。中央干酪样坏死并不总是存在

变异型：非典型分枝杆菌病

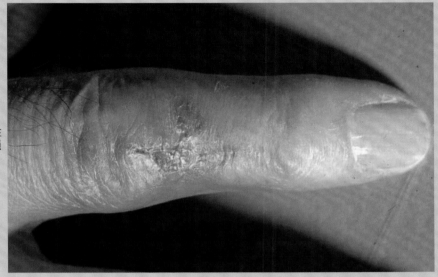

角化过度性
皮损

CI：蓝褐色，大多为单一的结节性或片状浸润，伴浅表溃疡和痂皮形成。好发于肢端（手或手指）

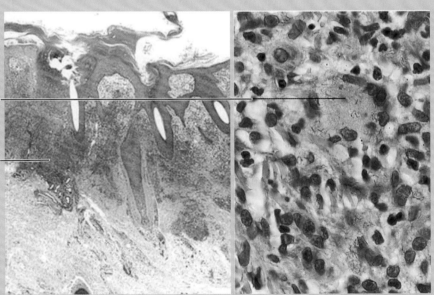

内含分枝杆菌
的多核巨细胞
（齐-内染色）

中性粒细胞
丰富的组织
细胞浸润和
肉芽肿

Hi：中性粒细胞丰富的组织细胞性浸润和肉芽肿。生脓性肉芽肿。伴干酪样坏死的典型栅栏样模式常缺失。部分病例可检测到分枝杆菌

变异型：丘疹坏死性结核疹

伴有干酪样
坏死的淋巴
组织细胞
浸润

丘疹坏死性
的皮损

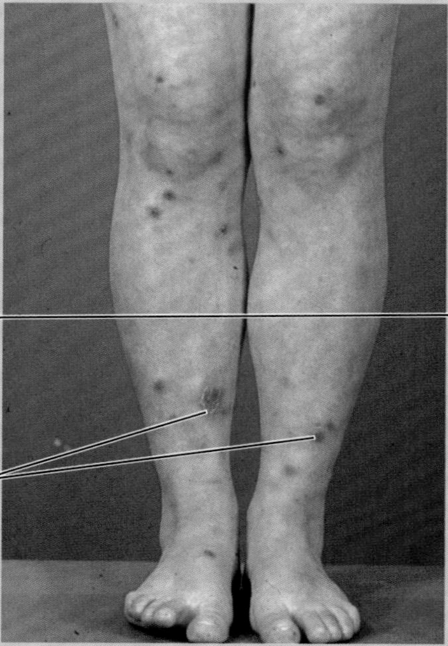

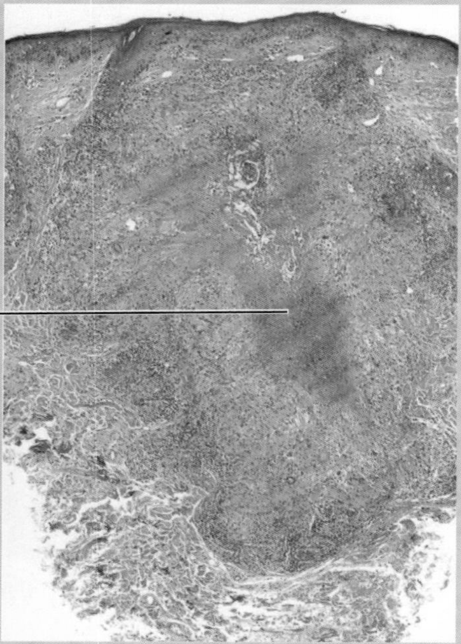

Cl：丘疹坏死性皮损，好发于肢端

伴有坏死
的淋巴
组织细胞
浸润

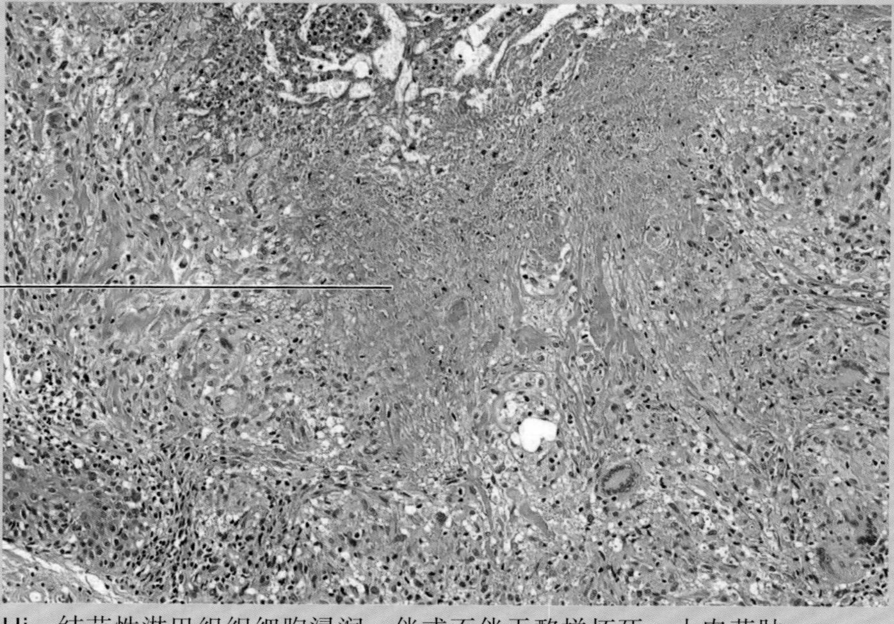

Hi：结节性淋巴组织细胞浸润，伴或不伴干酪样坏死。小肉芽肿

真
皮

变异型：硬红斑（Bazin 型）

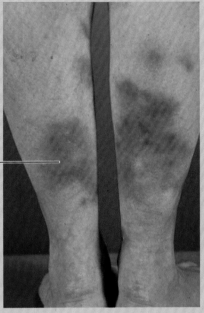

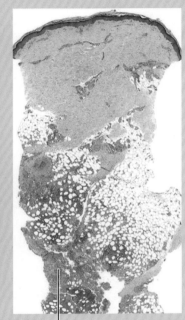

小腿腓部
挫伤样损害

Cl：小腿腓部挫伤样斑块，无溃疡形成

真皮深层和皮下组织的淋巴组织细胞浸润

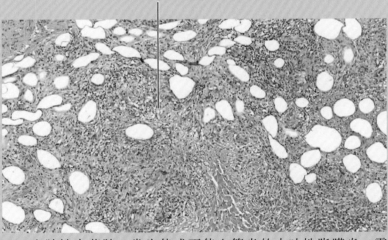

Hi：生脓性肉芽肿。常为伴或不伴血管炎的小叶性脂膜炎。需
要与结节性血管炎和深部血栓性静脉炎鉴别。极少数病例中可
用分子学方法检测到分枝杆菌 DNA

真

皮

变异型： 面部播散性粟粒状狼疮

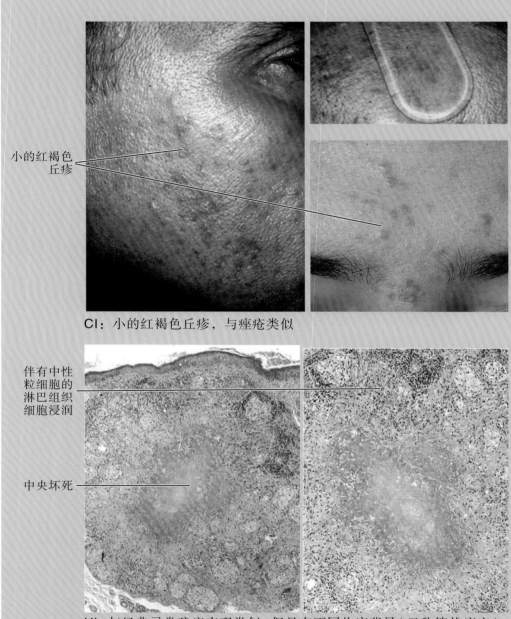

小的红褐色
丘疹

CI：小的红褐色丘疹，与痤疮类似

伴有中性
粒细胞的
淋巴组织
细胞浸润

中央坏死

Hi：与经典寻常狼疮表现类似，但具有不同临床背景（又称簇状痤疮）：
显著的中央坏死，周围围绕以淋巴细胞和占主导地位的组织细胞。无
感染性微生物

疣状皮肤结核：干酪样坏死性肉芽肿，其上方表皮呈疣状。

鉴别诊断：利什曼病

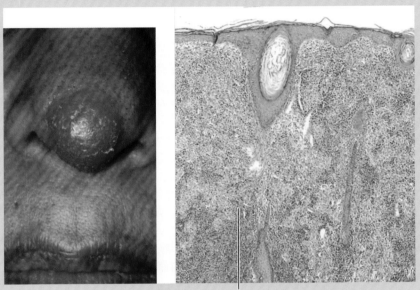

紧贴表皮的伴肉芽肿特征的淋巴组织细胞浸润

CI：皮肤表现为结节状浸润，伴溃疡倾向

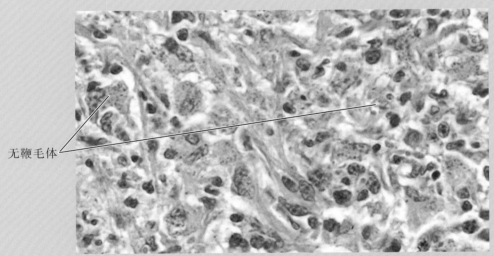

无鞭毛体

Hi：苍白的淋巴组织细胞浸润，可见无鞭毛体。浆细胞为典型表现

真

皮

其他需要鉴别的疾病

环状肉芽肿（见 187 页）：环状或弧形分布的、坚实的皮色小丘疹，好发于四肢伸侧（特别是手指和手背部）；播散性变异型可累及躯干。少见情况下可见质硬的活动性皮下结节。无瘙痒。组织学显示栅栏状肉芽肿，上皮样细胞、组织细胞、渐进性坏死（胶原变性）和粘蛋白沉积。

结节病（见 169 页）：不明显的或者缺乏周边淋巴细胞层的"裸肉芽肿"。例外情况下可以出现轻微中央坏死。检测不到分枝杆菌。

脂质渐进性坏死：常见于女性胫前的黄色斑块或斑片，边缘红色，中央可见萎缩。可发生溃疡。组织病理可见多层融合性渐进性坏死贯穿真皮，与栅栏状淋巴组织细胞肉芽肿浸润相交替，常见多核巨细胞和浆细胞。

类风湿结节：嗜酸性渐进性坏死区，周围绕以栅栏状组织细胞浸润。

弹性纤维溶解性巨细胞肉芽肿：单一或环状融合性皮损，好发于曝光部位。组织学显示中央坏死性环形肉芽肿，与环状肉芽肿相似，可见许多巨细胞内含被吞噬的纤维。

异物肉芽肿（见 175 页）：寻找双折射异物颗粒。

肉芽肿性痤疮 / 酒渣鼻（见 332 页）：毛囊周围浸润。肉芽肿中心无渐进性干酪样坏死。无典型栅栏状模式。

面部肉芽肿（见 252 页）：褐色斑块，常见于面部或前额。淋巴组织细胞性、肉芽肿性浸润，伴嗜酸性粒细胞和浆细胞，可见白细胞碎裂性小血管血管炎。

参考文献

Farina M C, Gegundez M I, et al, 1995. Cutaneous tuberculosis: a clinical, histopathologic, and bacteriologic study. J Am Acad Dermatol, 33(3): 433–440.

Min K W, Ko J Y, et al, 2012. Histopathological spectrum of cutaneous tuberculosis and non-tuberculous mycobacterial infections. J Cutan Pathol, 39(6): 582–595.

译者注：环状弹性纤维溶解性巨细胞肉芽肿是一种有争议的疾病。有些作者包括本书作者把所有具有多核巨细胞吞噬弹性纤维现象病理表现的病例归为此病，但也有作者认为日光性肉芽肿和伴有坏死的病例不在此病范围。本书涉及环状弹性纤维溶解性巨细胞肉芽肿的内容见 186 页、190 页、191 页、293 页

原型：环状肉芽肿

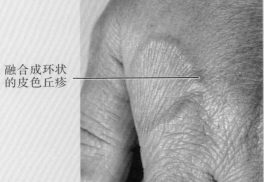

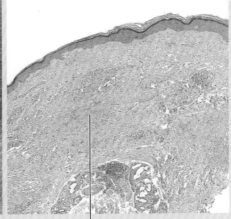

融合成环状
的皮色丘疹

CI：坚实的皮色小丘疹，排列成环状或
弧形，好发于四肢伸侧（尤其是手指和
手背）。播散型可累及躯干。少见情况
下可有质硬的活动性皮下结节。无瘙痒

肉芽肿性浸润

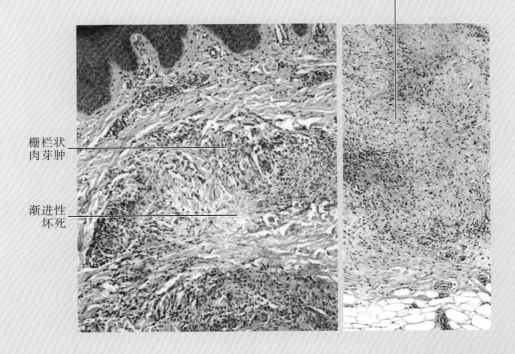

栅栏状
肉芽肿

渐进性
坏死

环状肉芽肿

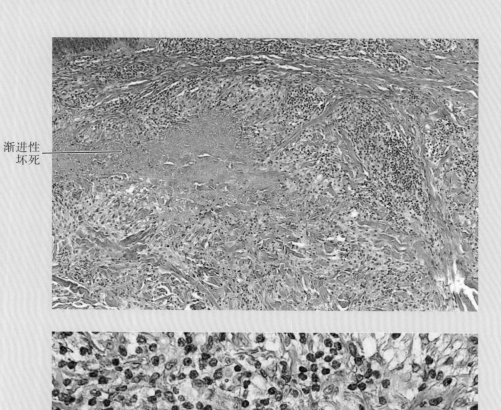

渐进性
坏死

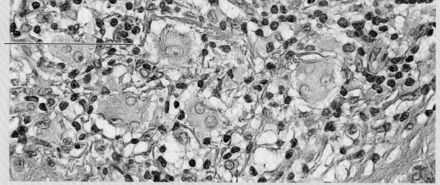

肉芽肿性
浸润

Hi：栅栏状肉芽肿，上皮样细胞，组织细胞，渐进性坏死（胶原变性），
黏蛋白沉积，少量嗜酸性粒细胞

真
皮

变异型：

间质型：无渐进性坏死，富含组织细胞的间质性浸润
穿通性环状肉芽肿
皮下环状肉芽肿
瘢痕基础上环状肉芽肿（带状疱疹）

变异型：环状弹性纤维溶解性巨细胞肉芽肿

融合性环状
皮损，边缘
隆起，中央
萎缩

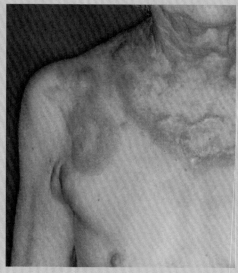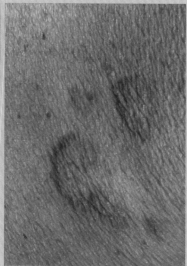

CI：环状或斑块状皮损，边缘隆起

栅栏状组织
细胞丰富的
浸润伴中央
渐进性坏死

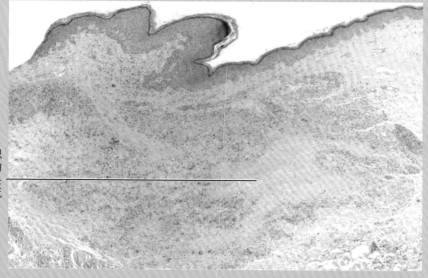

评　注
可能与渐进性坏死性黄色肉芽肿相同（见 293 页）

环状弹性纤维溶解性巨细胞肉芽肿

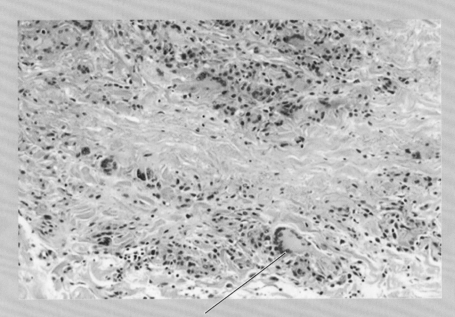

内含弹性纤维碎片的巨细胞（弹性纤维吞噬现象）

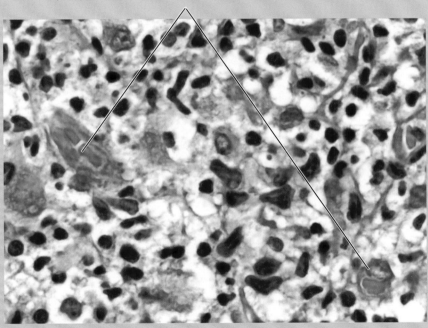

Hi：中央坏死的栅栏状肉芽肿；周围可见内含弹性纤维的多核巨细胞

真

皮

真
皮

鉴别诊断：脂质渐进性坏死

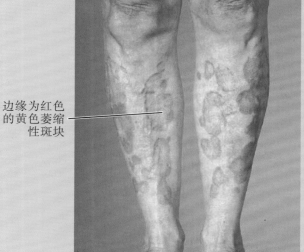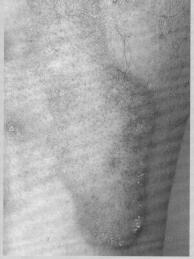

边缘为红色
的黄色萎缩
性斑块

CI：褐黄色萎缩性斑块，边缘为红色，好发于下肢；常合并糖尿病

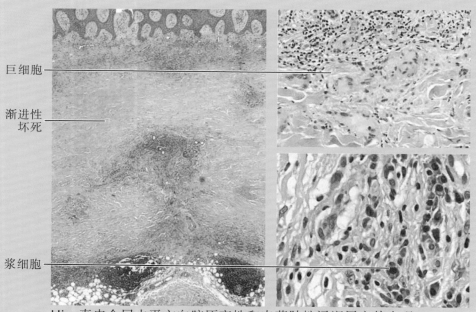

巨细胞

渐进性
坏死

浆细胞

Hi：真皮全层水平方向胶原变性和肉芽肿性浸润层交替出现

鉴别诊断：类风湿结节

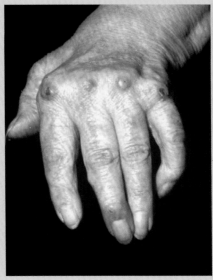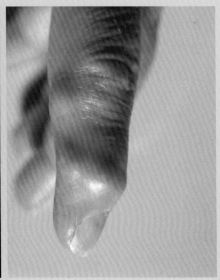

CI：质硬结节，好发于肘部、手指、足部和膝部，合并类风湿性关节炎

渐进性
坏死

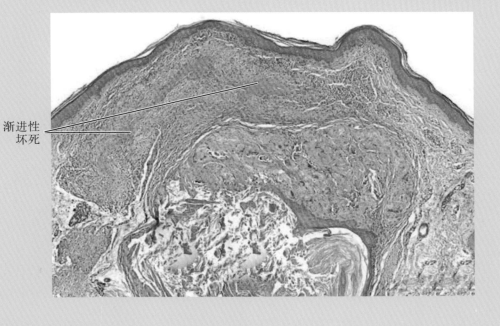

真

皮

类风湿结节

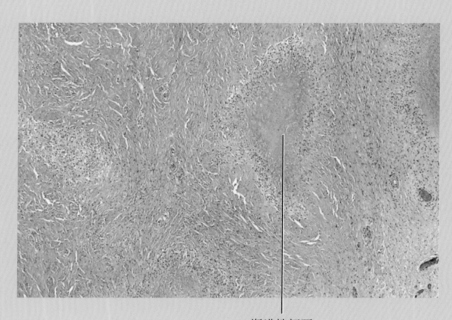

渐进性坏死

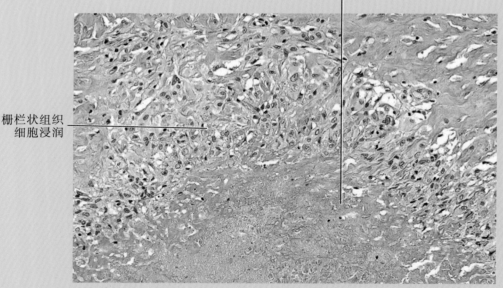

栅栏状组织
细胞浸润

Hi：胶原和纤维组织嗜酸性变性，周围绕以栅栏状肉芽肿性浸润。罕见
血管炎

参考文献

Al-Hoqail I A, Al-Ghamdi A M, et al, 2002. Actinic granuloma is a unique and distinct entity: a comparative study with granuloma annulare. Am J Dermatopathol, 24(3): 209–212.

Bardach H G, 1977. Granuloma annulare with transfollicular perforation. J Cutan Pathol, 4(2): 99–104.

Bergman R, Pam Z, et al, 1993. Localized granuloma annulare. Histopathological and direct immunofuorescence study of early lesions, and the adjacent normal-looking skin of actively spreading lesions. Am J Dermatopathol, 15(6): 544–548.

Cota C, Ferrara G, et al, 2012. Granuloma annulare with prominent lymphoid infiltrates（"pseudolymphomatous" granuloma annulare）. Am J Dermatopathol, 34(3): 259–262.

Friedman-Birnbaum R, Weltfriend S, et alm, 1989. A comparative histopathologic study of generalized and localized granuloma annulare. Am J Dermatopathol, 11(2): 144–148.

Guitart J, Zemtsov A, et al, 1991. Diffuse dermal histiocytosis. A variant of generalized granuloma annulare. Am J Dermatopathol, 13(2): 174–178.

Gunes P, Goktay F, et al, 2009. Collagen-elastic tissue changes and vascular involvement in granuloma annulare: a review of 35 cases. J Cutan Pathol, 36(8): 838–844.

Limas, C, 2004. The spectrum of primary cutaneous elastolytic granulomas and their distinction from granuloma annulare: a clinicopathological analysis. Histopathology, 44(3): 277–282.

Patterson J W, 1988. Rheumatoid nodule and subcutaneous granuloma annulare. A comparative histologic study. Am J Dermatopathol, 10(1): 1–8.

真
皮

原型：肉芽肿性蕈样肉芽肿

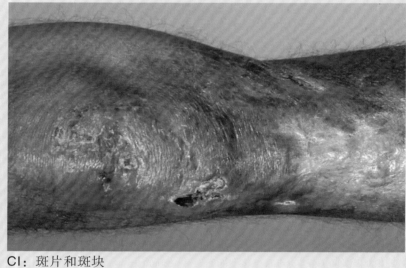

褐色斑块

CI：斑片和斑块

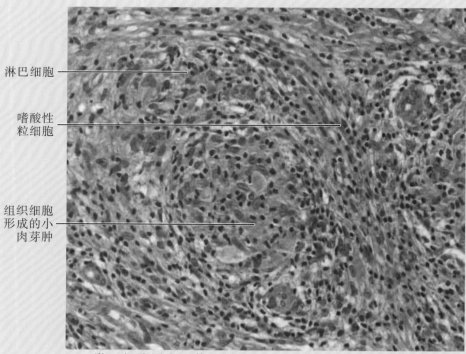

淋巴细胞

嗜酸性
粒细胞

组织细胞
形成的小
肉芽肿

Hi：淋巴细胞浸润，伴组织细胞、巨噬细胞和巨细胞明显积聚。
仅半数患者出现亲表皮性

变异型：肉芽肿性皮肤松弛症

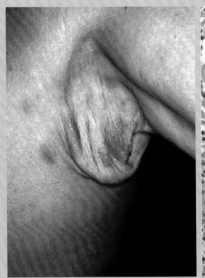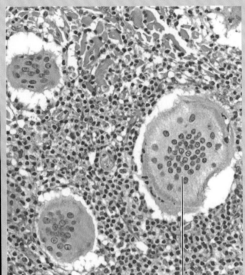

腋窝松垂
的皮肤
皱褶

CI：腋窝和腹股沟处皮肤松垂形成巨大皮肤皱褶。

散在的大多核巨细胞，可见伸入运动

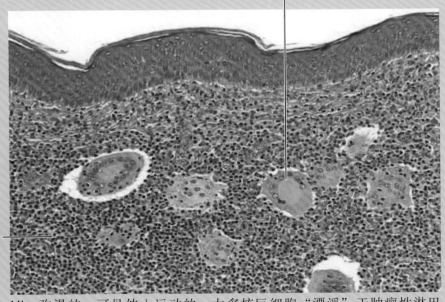

淋巴细胞
浸润

Hi：弥漫的、可见伸入运动的、大多核巨细胞"漂浮"于肿瘤性淋巴
细胞浸润中

真
皮

鉴别诊断：朗格汉斯细胞组织细胞增生症（组织细胞增生症X）

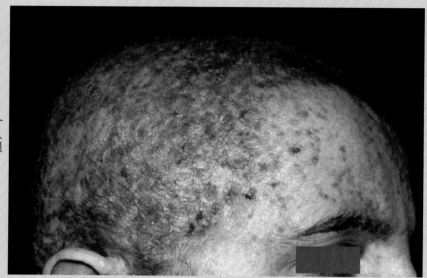

见于一个儿童的鳞屑性、结痂性皮损

CI：莱特勒–西韦病：儿童，头部、尿布区和皮脂溢出部位鳞屑性、结痂性皮损。慢性特发性组织细胞增多症：成人，皱褶部位。两型均可见其他症状

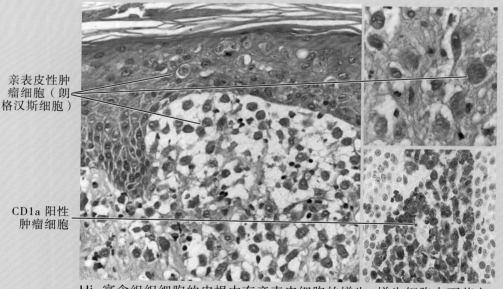

亲表皮性肿瘤细胞（朗格汉斯细胞）

CD1a 阳性肿瘤细胞

Hi：富含组织细胞的皮损中有亲表皮细胞的增生，增生细胞大而苍白，核呈空泡状，胞质丰富，轻度嗜酸性或双染（朗格汉斯细胞）

鉴别诊断：非 X 组织细胞增生症：幼年黄色肉芽肿

真
皮

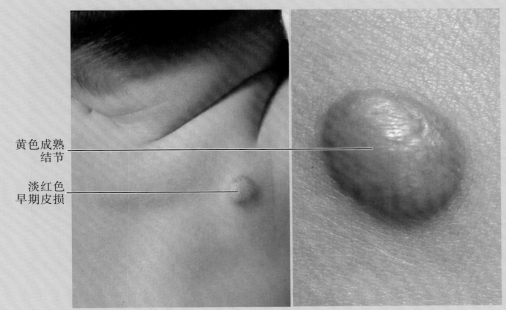

黄色成熟
结节

淡红色
早期皮损

CI：单发或多发的丘疹

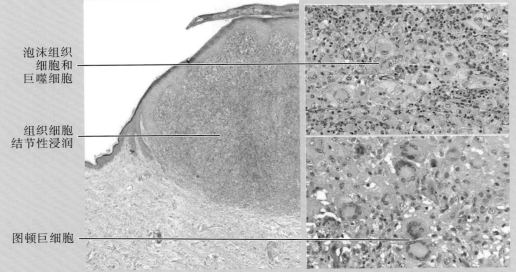

泡沫组织
细胞和
巨噬细胞

组织细胞
结节性浸润

图顿巨细胞

Hi：早期皮损中可见致密的、有轻度嗜酸性丰富胞质的巨噬细胞，而
在成熟病变中可见泡沫细胞和图顿巨细胞

鉴别诊断：良性头部组织细胞增生症（和幼年黄色肉芽肿有密切关系）

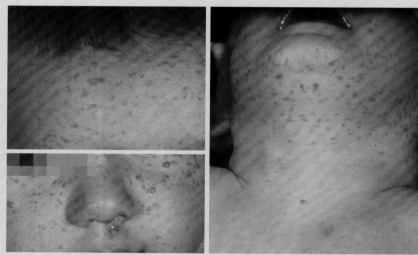

扁平黄色
小丘疹

CI：轻微隆起的红色到黄色小丘疹，多见于儿童头面部

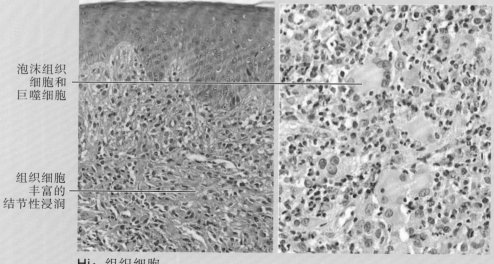

泡沫组织
细胞和
巨噬细胞

组织细胞
丰富的
结节性浸润

Hi：组织细胞

真
皮

鉴别诊断：先天性自愈性网状组织细胞增生症（Hashimoto-Pritzker 病）

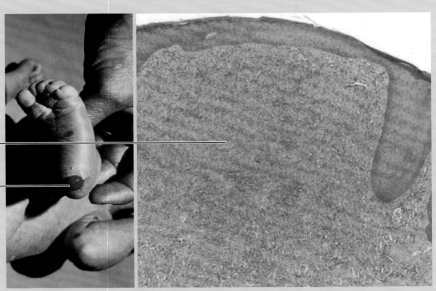

密集的
肉芽肿性
浸润

婴儿足跟
部结节

CI：先天性小的单发或多发结节。无系统受累。可自然消退（Bonifazi et al, 1982）

真
皮

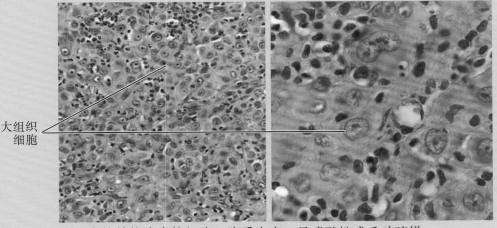

大组织
细胞

Hi：大的单核或多核细胞，胞质丰富，呈嗜酸性或毛玻璃样

鉴别诊断：**多中心网状组织细胞增生症（类脂性皮肤关节炎）**

真

皮

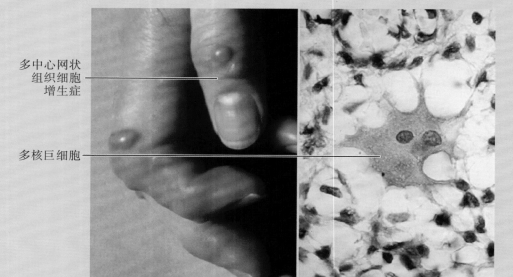

多中心网状
组织细胞
增生症

多核巨细胞

CI：系统性疾病，主要发生于中年女性，表现为多个小而硬的结节；可能与肿瘤相关

Hi：富含组织细胞的浸润，伴 PAS 染色阳性的多核巨细胞

鉴别诊断：进行性结节性组织细胞增生症

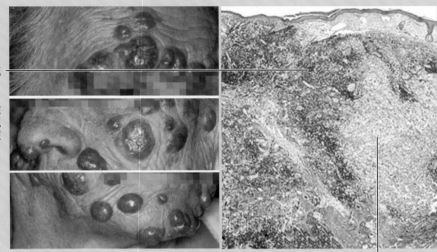

淋巴细胞

进行性
结节性组织
细胞增生症
（面部）

进行性结节性组织细胞增生症中的组织细胞

CI：分布广泛的结节和肿瘤性皮损，进行性发展。一般健康良好，无
系统症状

Hi：大量组织细胞浸润，淋巴细胞混杂其间

其他需要鉴别的疾病

渐进性坏死性黄色肉芽肿（见 295 页）：多合并 IgG 副蛋白血症。质硬黄色斑块。组织学显示胶原变性，大片泡沫细胞，胆固醇裂隙和图顿型巨细胞。

参考文献

Bonifazi E, Caputo R, et al, 1982. Congenital self-healing histiocytosis. Arch Dermatol, 118(4): 267–272.

Caputo R, 1998. Text-atlas of Histiocytic Syndromes. London, Martin Dunitz.

Gianotti F, Caputo R, 1985. Histiocytic syndromes: a review. J Am Acad Dermatol, 13(3): 383–404.

Schaumburg-Lever G, Rechowicz E, et al, 1994. Congenital self-healing reticulohistiocytosis-a benign Langerhans cell disease. J Cutan Pathol, 21(1): 59–66.

真皮

原型：局限性硬皮病（硬斑病）

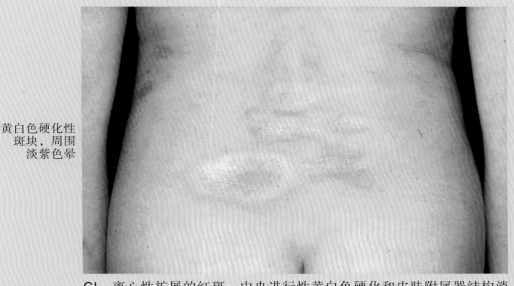

黄白色硬化性
斑块，周围
淡紫色晕

真皮

CI：离心性扩展的红斑，中央进行性黄白色硬化和皮肤附属器结构消失。边缘常呈紫色（淡紫色晕），是疾病活动的标志

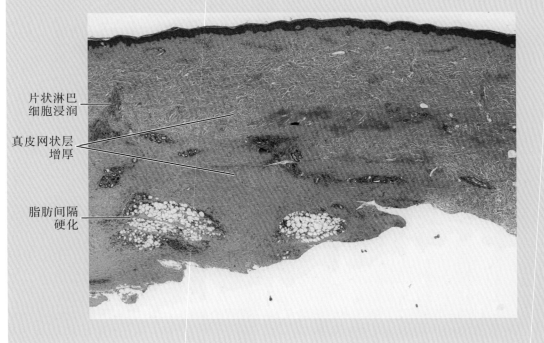

片状淋巴
细胞浸润

真皮网状层
增厚

脂肪间隔
硬化

真
皮

局限性硬皮病（硬斑病）

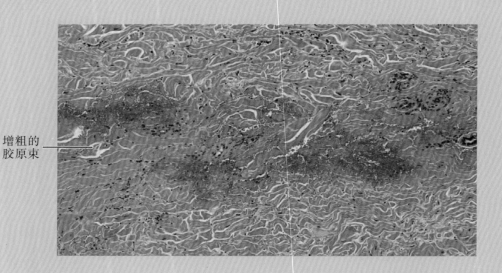

增粗的
胶原束

脂肪间隔硬化

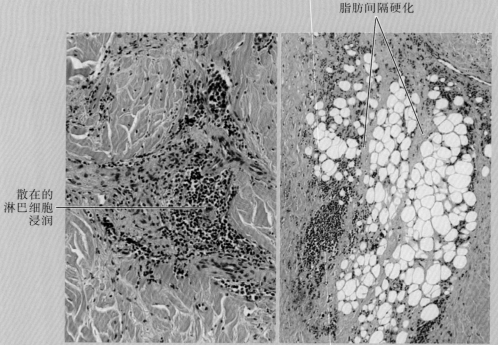

散在的
淋巴细胞
浸润

Hi：表皮正常或萎缩，真皮网状层增厚，胶原束增粗，弹性纤维减少，脂肪间隔硬化，散在淋巴细胞浸润，偶见浆细胞，真皮与皮下组织交界处淋巴细胞呈结节状聚集

变异型：

  早期硬斑病：真皮上部水肿，淋巴细胞浸润，偶见浆细胞和嗜酸性粒细胞。

  晚期硬斑病：显著的纤维化和真皮网状层增厚，胶原束增粗，血管扩张，汗腺和附属器结构被紧密包裹于真皮较高部位的增粗的胶原束中。

  深部硬斑病：纤维化扩展至皮下组织。

  硬化性苔藓：同时具有硬斑病和硬化萎缩性苔藓组织学表现。

真
皮

鉴别诊断：系统性硬皮病

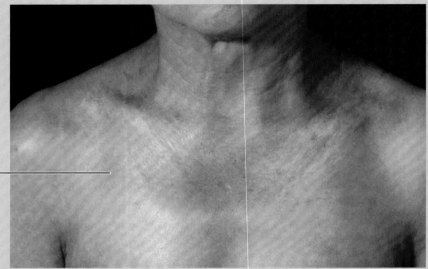

紧绷硬化
的皮肤

CI：系统性疾病，可伴内脏受累，同时伴有不同程度皮肤硬化和增厚的表现；分肢端型和泛发型。有雷诺现象

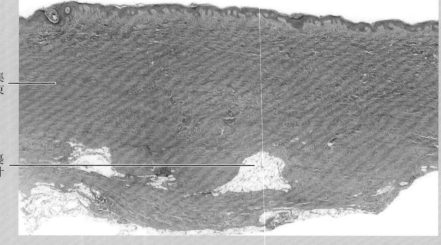

增粗而密集
的胶原束

被紧密包裹
的脂肪小叶

系统性硬皮病

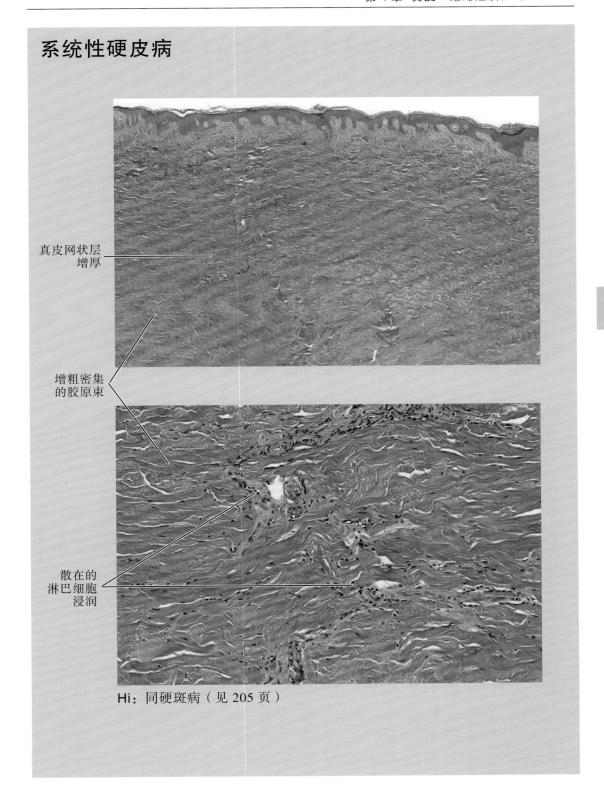

真皮网状层增厚

增粗密集的胶原束

散在的淋巴细胞浸润

Hi：同硬斑病（见 205 页）

真
皮

鉴别诊断：嗜酸性筋膜炎（Shulman 综合征）

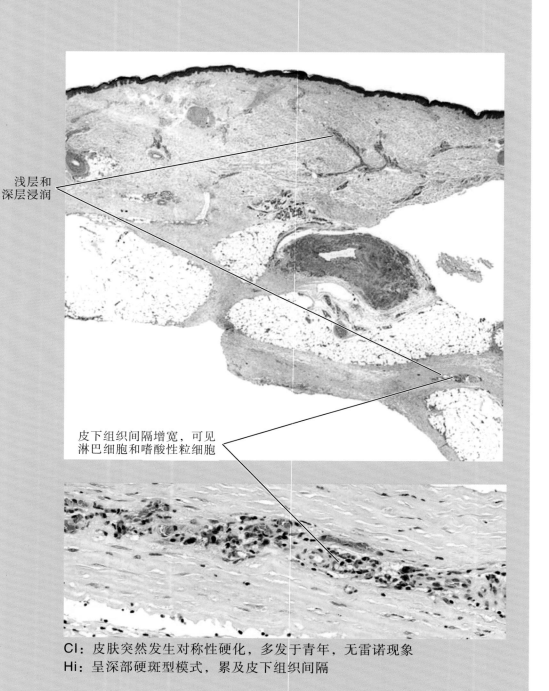

浅层和
深层浸润

皮下组织间隔增宽，可见
淋巴细胞和嗜酸性粒细胞

Cl：皮肤突然发生对称性硬化，多发于青年，无雷诺现象
Hi：呈深部硬斑型模式，累及皮下组织间隔

嗜酸性筋膜炎（Shulman 综合征）

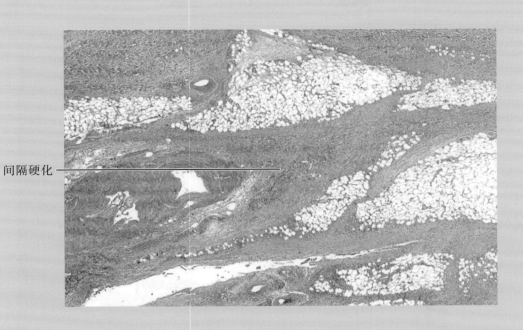

间隔硬化 ————

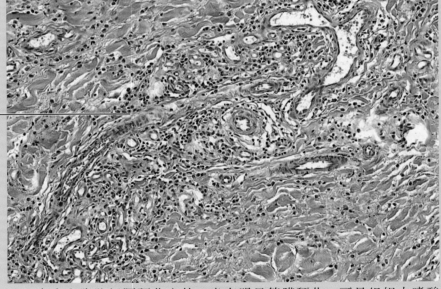

淋巴细胞
和嗜酸性
粒细胞 ————

Hi： 真皮和脂肪间隔硬化之外，尚有明显筋膜硬化。可见组织内嗜酸性粒细胞增多

真

皮

鉴别诊断：慢性移植物抗宿主病，硬化型

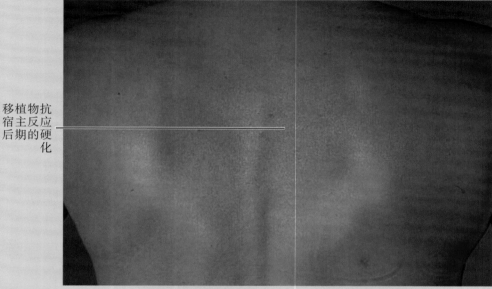

移植物抗宿主反应后期的硬化

CI：皮肤硬化，类似系统性硬化症

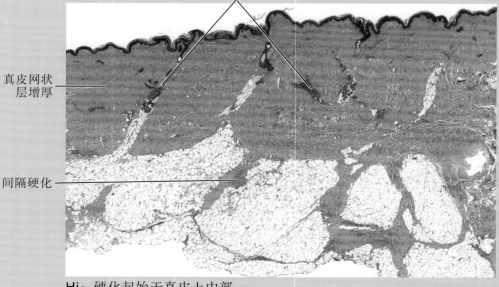

散在的淋巴细胞浸润

真皮网状层增厚

间隔硬化

Hi：硬化起始于真皮上中部

真
皮

鉴别诊断：坠积性皮炎

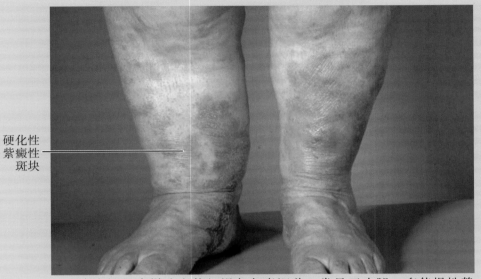

硬化性
紫癜性
斑块

CI：瘙痒性湿疹样改变伴红褐色色素沉着，常见于小腿，多伴慢性静
脉功能不全

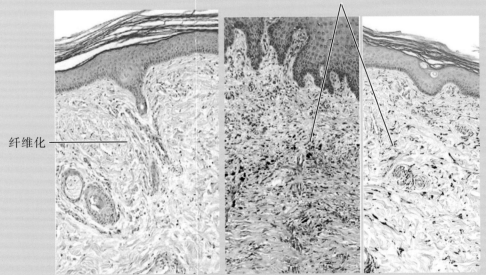

含铁血黄素沉积（普鲁士蓝染色）

纤维化

Hi：棘层肥厚和不同程度的海绵样水肿，红细胞外渗，真皮上部水肿，
真皮中下部硬化，真皮全层含铁血黄素沉积

真

皮

鉴别诊断：结缔组织痣

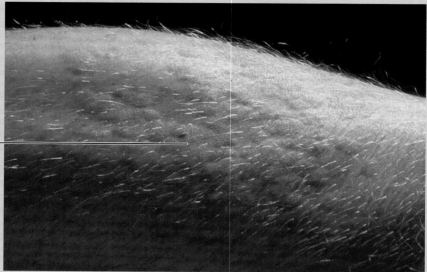

扁平而相互
融合的丘疹

Cl：柔软的丘疹或斑块

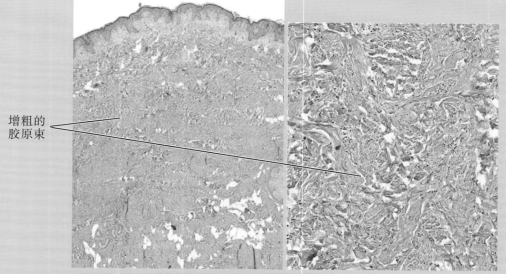

增粗的
胶原束

Hi：胶原纤维和弹性纤维增粗且排列紊乱。无浸润

真

皮

其他需要鉴别的疾病

脂肪皮肤硬化症：真皮全层硬化和含铁血黄素沉积。轻度浸润。
肾源性纤维组织增生性皮病：成纤维细胞（CD34$^+$）数量增加，间质黏蛋白沉积。
瘢痕：弹性纤维和附属器结构缺失。

参考文献

Barzilai A, Lyakhovitsky A, et al, 2003. Keloid-like scleroderma. Am J Dermatopathol, 25(4): 327–330.

Cowper S E, Bucala R, 2003. Nephrogenic fibrosing dermopathy: suspect identifed, motive unclear. Am J Dermatopathol, 25(4): 358.

Dhaliwal C A, MacKenzie A I, et al, 2014. Perineural inflammation in morphea (localized scleroderma): systematic characterization of a poorly recognized but potentially useful histopathological feature. J Cutan Pathol, 41(1): 28–35.

Elliott C J, Sloane J P, et al, 1987. The histological diagnosis of cutaneous graft versus host disease: relationship of skin changes to marrow purging and other clinical variables. Histopathology, 11(2): 145–155.

Goh C, Biswas A, et al, 2012. Alopecia with perineural lymphocytes: a clue to linear scleroderma en coup de sabre. J Cutan Pathol, 39(5): 518–520.

Grant J, 1979. Fasciitis and scleroderma. Am J Dermatopathol 1(1): 89.

Kucher C, Xu X, et al, 2005. Histopathologic comparison of nephrogenic fibrosing dermopathy and scleromyxedema. J Cutan Pathol, 32(7): 484–490.

Montes L F, Gay S, et al, 1978. Scleroderma. J Cutan Pathol, 5(3): 150–151.

Rahbari H, 1989. Histochemical differentiation of localized morphea-scleroderma and lichen sclerosus et atrophicus. J Cutan Pathol, 16(6): 342–347.

Satter E K, Metcalf J S, et al, 2006. Can scleromyxedema be differentiated from nephrogenic fibrosing dermatopathy by the distribution of the infiltrate? J Cutan Pathol, 33(11): 756–759.

Torres J E, Sanchez J L, 1998. Histopathologic differentiation between localized and systemic scleroderma. Am J Dermatopathol, 20(3): 242–245.

Walling H W, Voigt M D, et al, 2004. Lichenoid graft vs. host disease following liver transplantation. J Cutan Pathol, 31(2): 179–184.

Walters R, Pulitzer M, et al, 2009. Elastic fiber pattern in scleroderma/morphea. J Cutan Pathol, 36(9): 952–957.

Wriston C C, Rubin A I, et al, 2008.Nodular scleroderma: a report of 2 cases.Am J Dermatopathol, 30(4): 385–388.

真
皮

原型：反应性穿通性胶原病

真
皮

溃疡

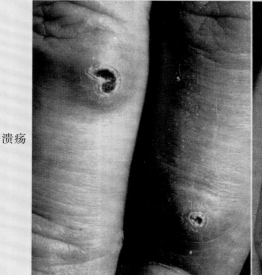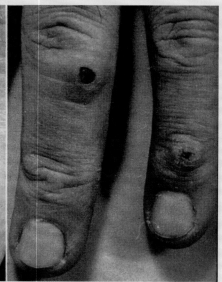

Cl：瘙痒性丘疹，伴焦痂的小溃疡

胶原排出

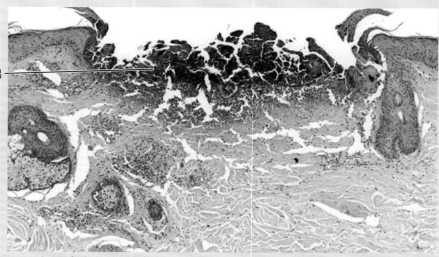

Hi：边界清晰的扁平溃疡，可见胶原和弹性纤维排出，其上覆盖碎片和中性粒细胞。真皮上部可见嗜中性粒细胞为主的少量浸润

变异型: 匐行性穿通性弹性纤维病(穿通性弹性纤维病)

上肢

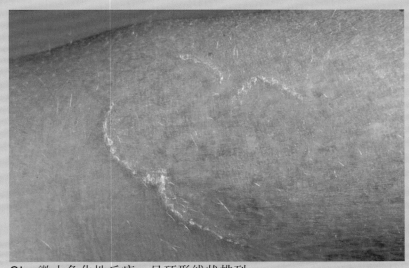

CI：微小角化性丘疹，呈环形线状排列

变性的弹性纤维和混合性细胞浸润

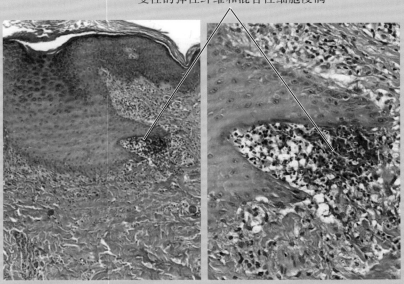

Hi：真皮上部弹性纤维增多增大；弹性纤维经跨表皮小通道排出；
弹性纤维变性；含中性粒细胞的混合性细胞浸润

真皮穿通性毛囊与毛囊周围角化过度病（基勒病）：中央有角栓的、圆顶、角化过度性丘疹，有时呈线状排列。组织学显示表皮内通道和充满角化不全性角质的火山口样结构。

真

皮

真
皮

鉴别诊断：**毛发角化病**

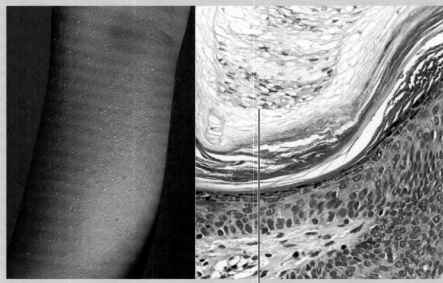

CI：细小的角化性丘疹

毛囊口角化过度

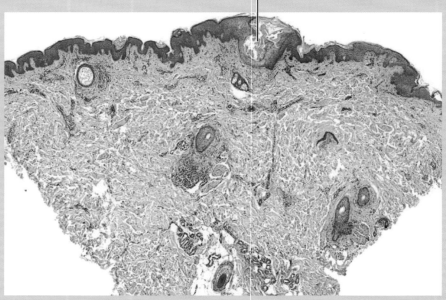

Hi：毛囊口角化过度伴角化不全

评　注

反应性穿通性胶原病被认为是痒疹的变异型，深层表皮抓破导致胶原和弹性纤维排出。常与糖尿病和慢性肝衰竭、肾衰竭相关。

参考文献

Beck H I, Brandrup F, et al, 1988. Adult, acquired reactive perforating collagenosis. Report of a case including ultrastructural findings. J Cutan Pathol, 15(2): 124–128.

Faver I R, Daoud M S, et al, 1994. Acquired reactive perforating collagenosis. Report of six cases and review of the literature. J Am Acad Dermatol, 30(4): 575–580.

Golitz L, 1985. Follicular and perforating disorders. J Cutan Pathol, 12(3–4): 282–288.

Millard P R, Young E, et al, 1986. Reactive perforating collagenosis: light, ultrastructural and immunohistological studies. Histopathology, 10(10): 1047–1056.

Yanagihara M, Fujita T, et al, 1996. The pathogenesis of the transepithelial elimination of the collagen bundles in acquired reactive perforating collagenosis. A light and electron microscopical study. J Cutan Pathol, 23(5): 398–403.

真
皮

第 5 章
血　管

原型：暴发性紫癜

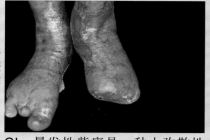

继发于
暴发性紫癜
的肢体残毁

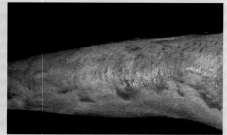

CI：暴发性紫癜是一种由弥散性血管内凝血引起的严重致命性疾病。多种原因，包括脑膜炎球菌性脓毒症，引起血管内凝血，从而导致皮肤广泛出血。好发于四肢，表现为瘀斑、水疱和不同程度的坏死

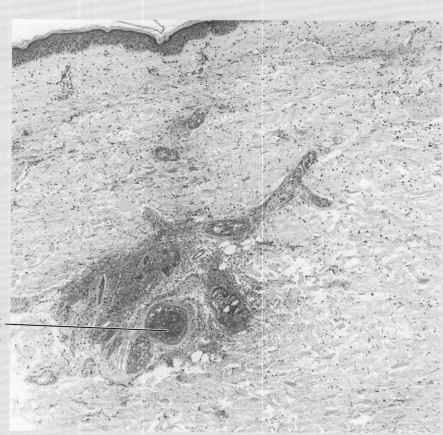

血管内
闭塞
和出血

暴发性紫癜

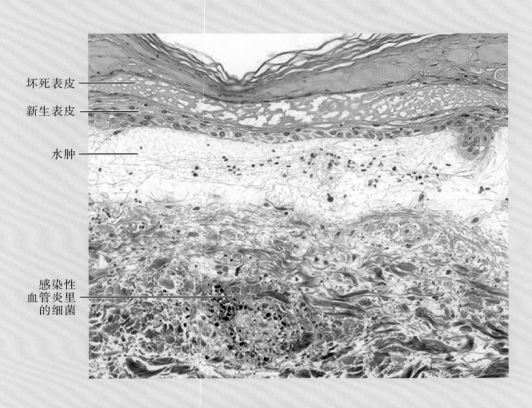

坏死表皮

新生表皮

水肿

感染性
血管炎里
的细菌

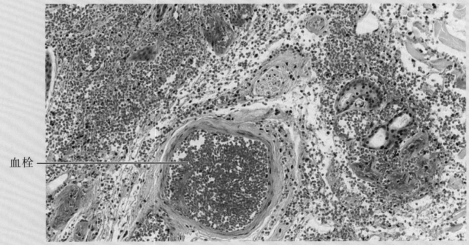

血栓

Hi：血栓引起小血管闭塞，广泛红细胞外渗，无或仅有稀疏炎症，后
期出现大片坏死伴溃疡

变异型：感染性血管炎

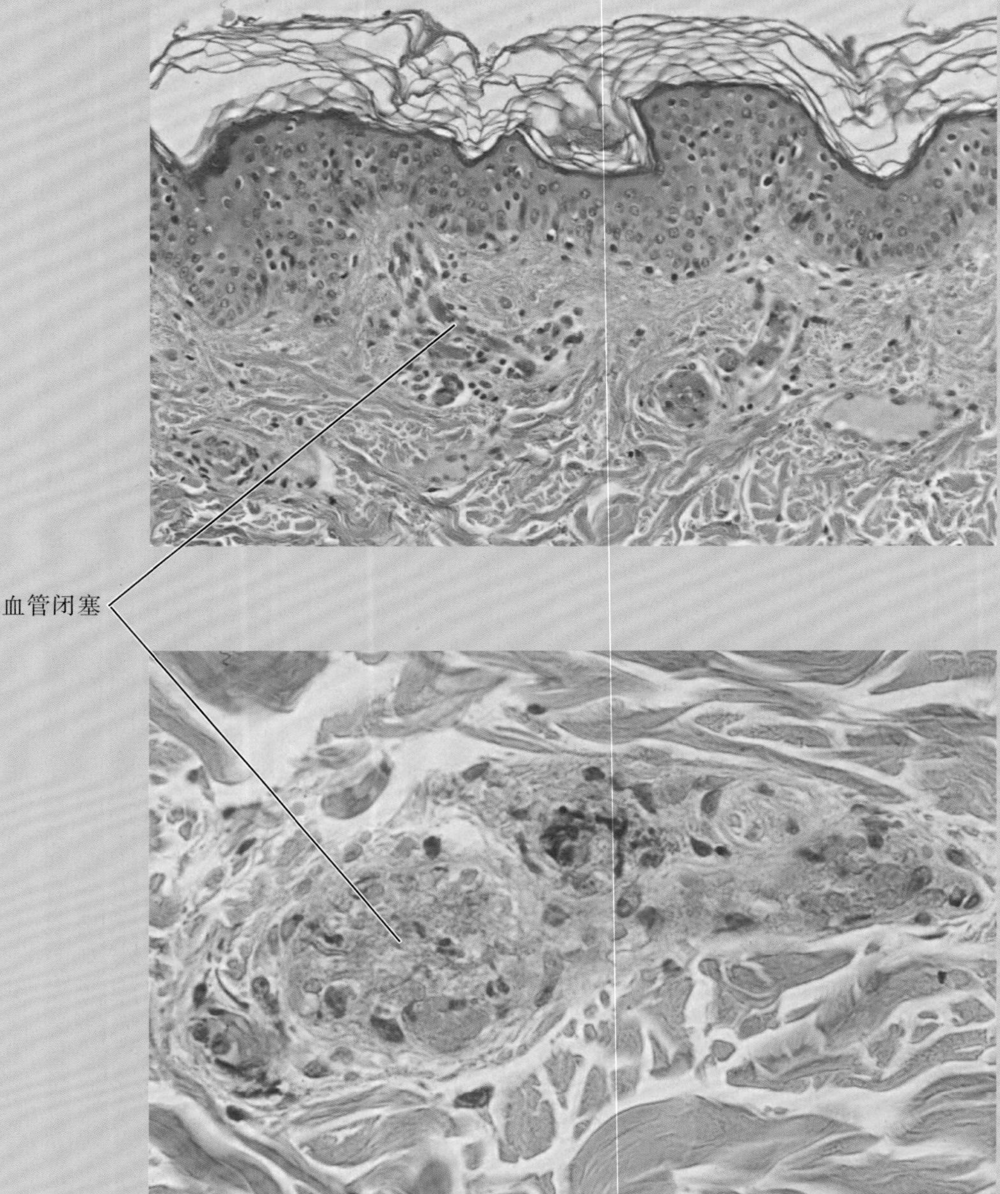

血管

血管闭塞

Hi：白细胞碎裂性血管炎伴显著纤维蛋白血栓，血管腔和血管壁可见细菌。中性粒细胞浸润和核碎裂常很稀疏

变异型：香豆素坏死

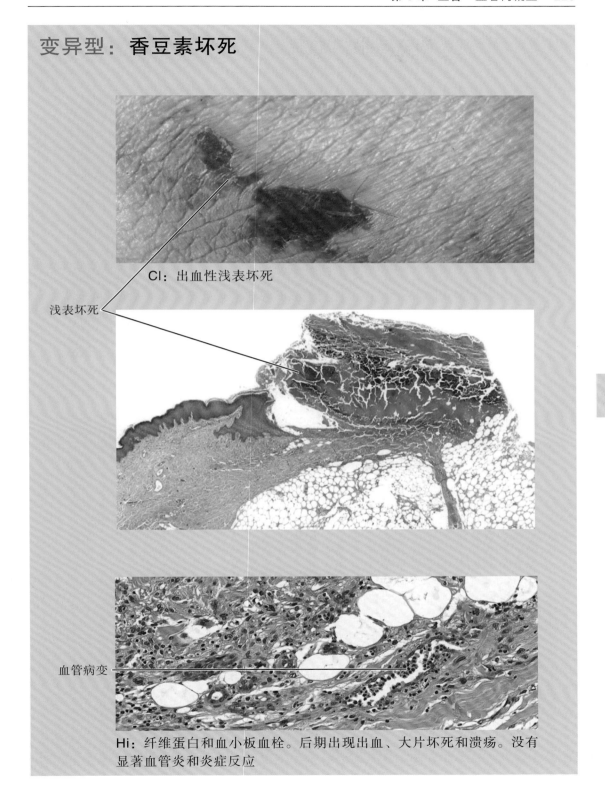

CI：出血性浅表坏死

浅表坏死

血管病变

Hi：纤维蛋白和血小板血栓。后期出现出血、大片坏死和溃疡。没有
显著血管炎和炎症反应

鉴别诊断：Ⅰ型冷球蛋白血症（单克隆型）

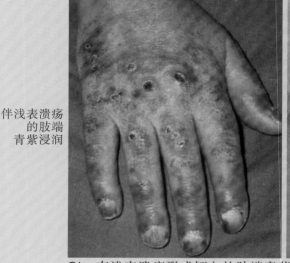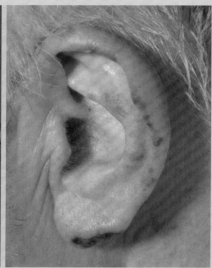

伴浅表溃疡
的肢端
青紫浸润

CI：有浅表溃疡形成倾向的肢端青紫浸润

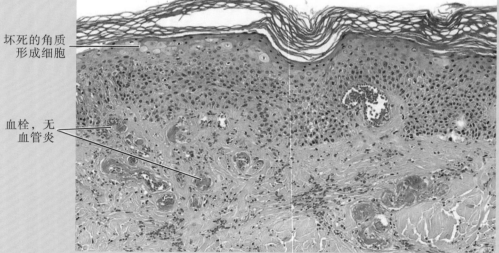

坏死的角质
形成细胞

血栓，无
血管炎

Hi：PAS 染色阳性血栓。坏死的角质形成细胞。没有血管炎病变

鉴别诊断：瓦氏巨球蛋白血症（IgM）

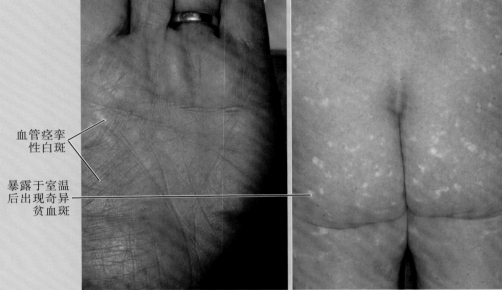

血管痉挛性白斑

暴露于室温后出现奇异贫血斑

Cl：手掌呈现白色斑点（血管痉挛性白斑）。寒冷（室温）暴露区域可见形态奇异的贫血斑

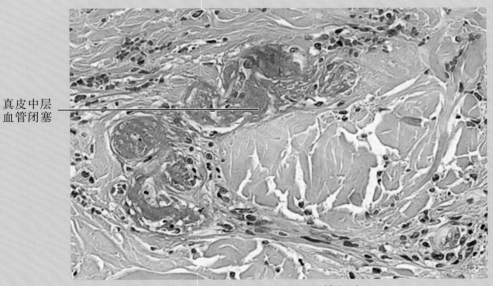

真皮中层血管闭塞

Hi：真皮上部毛细血管和真皮中部引流血管闭塞

血管

鉴别诊断：白色萎缩（白色毛细血管炎）

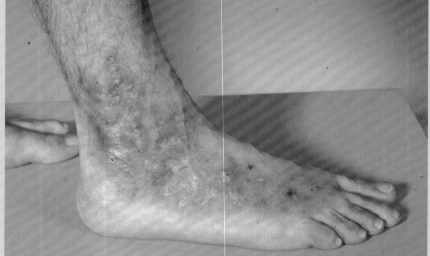

白色萎缩
（白色毛
细血管炎）

CI：萎缩、含铁血黄素沉积引起的色素沉着。后期出现硬化和溃疡

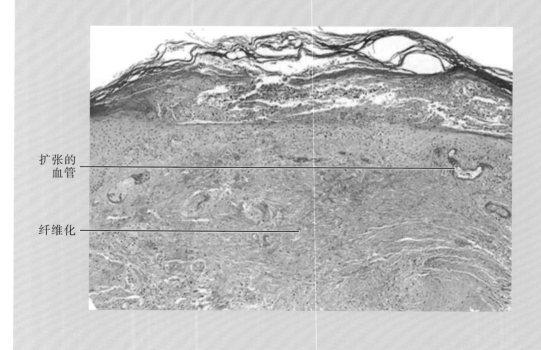

扩张的
血管

纤维化

白色萎缩（白色毛细血管炎）

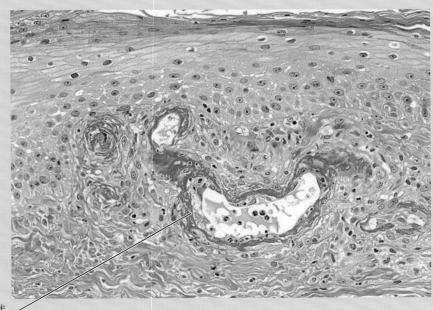

血管扩张伴
血管壁增厚

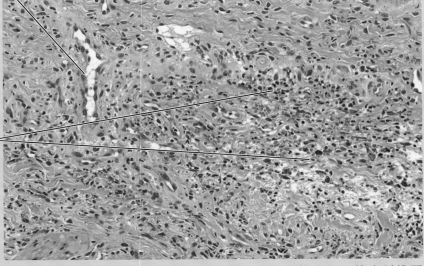

粒细胞浸
润，红细
胞外渗和
含铁血黄
素沉积

Hi：纤维蛋白血栓伴血管壁内纤维蛋白环。无血管炎。血管内纤维蛋
白环和血栓具有确诊意义

白色萎缩（白色毛细血管炎）

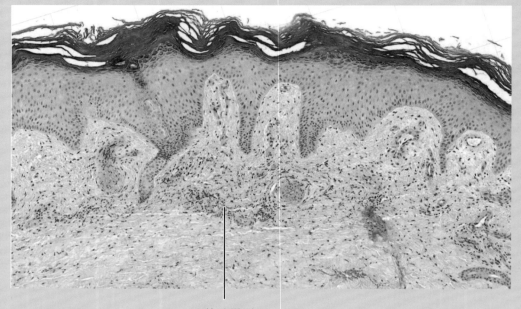

血管壁增厚
纤维蛋白环（异硫氰酸荧光素染色，抗纤维蛋白原）

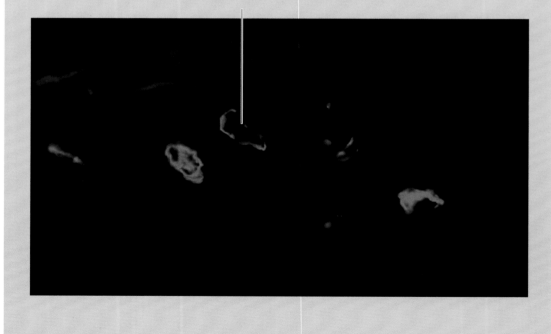

鉴别诊断：恶性萎缩性丘疹病（Köhlmeier-Degos 病）

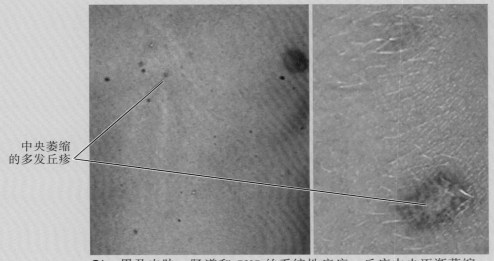

中央萎缩
的多发丘疹

Cl： 累及皮肤、肠道和 CNS 的系统性疾病。丘疹中央逐渐萎缩，形成白色瘢痕。没有溃疡或结痂

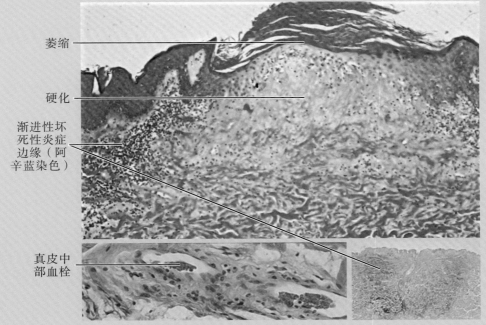

萎缩

硬化

渐进性坏
死性炎症
边缘（阿
辛蓝染色）

真皮中
部血栓

Hi： 真皮深部白细胞碎裂性血管炎伴血管闭塞，真皮楔形坏死

其他需要鉴别的疾病

血栓性血小板减少性紫癜（Werlhof 病）：PAS 染色阳性、富含血小板的血栓。没有炎症反应和血管炎。不同程度的红细胞外渗。

抗磷脂（Hughes）综合征：抗磷脂抗体引起血液高凝状态，从而导致动静脉血栓性闭塞。

皮肤胆固醇栓塞：闭塞性血管病变伴含有针状胆固醇结晶的血栓（楔形空隙）。

参考文献

Adcock D M, Brozna J, et al,1990. Proposed classification and pathologic mechanisms of purpura fulminans and skin necrosis. Semin Thromb Hemost, 16(4): 333–340.

Burg G, Vieluf D, et al, 1989. Malignant atrophic papulosis (Kohlmeier-Degos disease). Hautarzt, 40(8): 480–485.

Gladson C L, Groncy P, et al, 1987. Coumarin necrosis, neonatal purpura fulminans, and protein C deficiency. Arch Dermatol, 123(12): 1701a–1706a.

Grilli R, Soriano M L, et al, 1999. Panniculitis mimicking lupus erythematosus profundus: a new histopathologic finding in malignant atrophic papulosis (Degos disease). Am J Dermatopathol, 21(4): 365–368.

John S, Manda S, et al, 2011. Cocaine-induced thrombotic vasculopathy. Am J Med Sci, 342(6): 524–526.

Papi M, Didona B, et al, 1998. Livedo vasculopathy vs small vessel cutaneous vasculitis: Cytokine and platelet P-selectin studies. Arch Dermatol, 134(4): 447–452.

Thornsberry L A, LoSicco K I, et al, 2013. The skin and hypercoagulable states. J Am Acad Dermatol, 69(3): 450–462.

血管

原型：白细胞碎裂性血管炎

紫癜，出血性丘疹，坏死

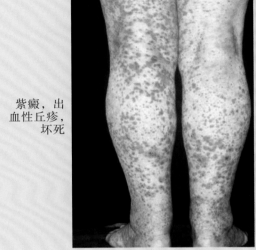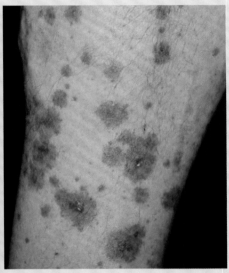

CI：可触及的紫癜，出血性大疱，继发性坏死；某些患者合并内脏（肾脏、胃肠道、关节和神经系统）病变并出现相应临床症状

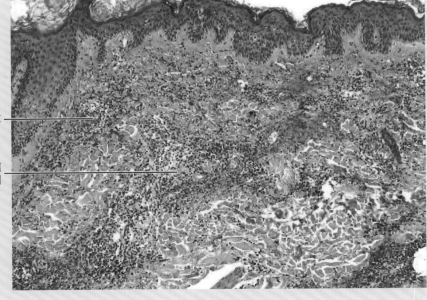

血管破坏

混合性细胞浸润

血管

白细胞碎裂性血管炎

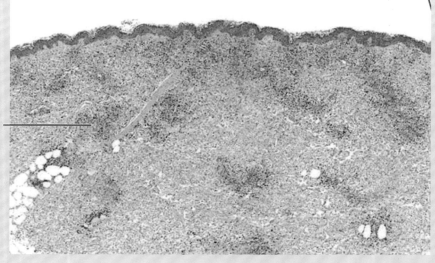

"脏兮兮"
的样子

血管壁增厚的小血管（三色染色：纤维蛋白和红细胞呈红色）

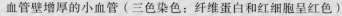

中性粒细胞
和嗜酸性
粒细胞的
混合性浸润，
红细胞外渗

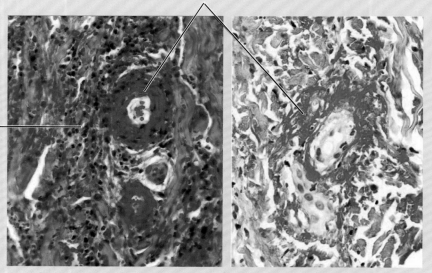

Hi：真皮毛细血管后微静脉受损，管腔不堵塞，血管壁破坏，血管壁内纤维蛋白沉积，血管旁和血管内中性粒细胞和嗜酸性粒细胞浸润、核碎裂伴核尘（"脏兮兮"的样子），红细胞外渗，显著的真皮乳头水肿，可出现上方表皮坏死

白细胞碎裂性血管炎

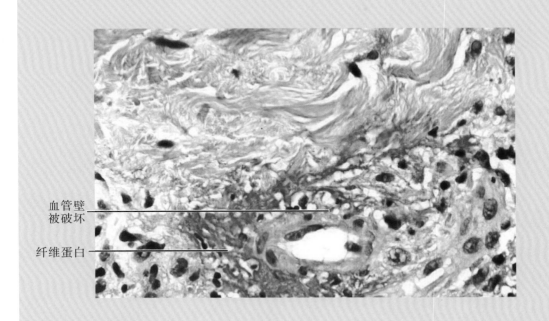

血管壁
被破坏

纤维蛋白

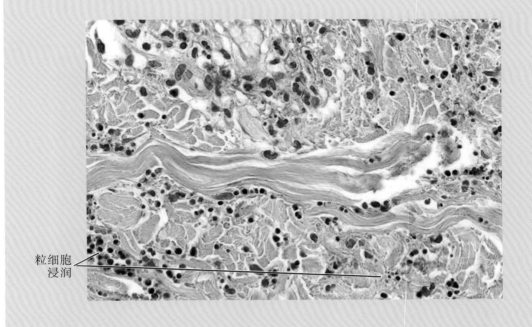

粒细胞
浸润

变异型：IgA 血管炎（Schoenlein-Henoch 紫癜）

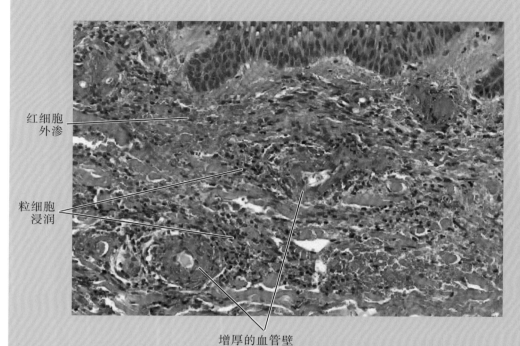

红细胞
外渗

粒细胞
浸润

增厚的血管壁

CI：紫癜性出血性丘疹，系统受累（肾脏，肠道，关节）

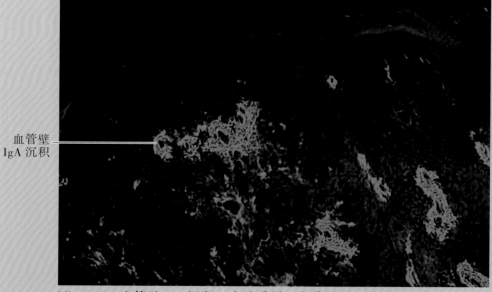

血管壁
IgA 沉积

Hi：DIF：血管壁 IgA 沉积。内脏受累，尤其是胃肠道和肾脏

变异型：大疱性白细胞碎裂性血管炎

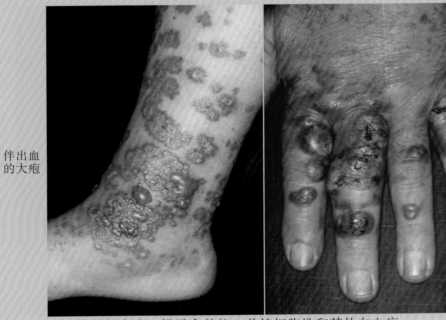

伴出血
的大疱

CI：出血性大疱；提示合并粒 – 单核细胞性和其他白血病

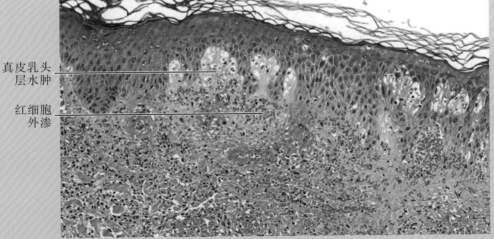

真皮乳头
层水肿

红细胞
外渗

Hi：真皮乳头层显著水肿

脓疱性：表皮中性粒细胞聚集。
溃疡性：表皮坏死。

鉴别诊断：葡萄状青斑

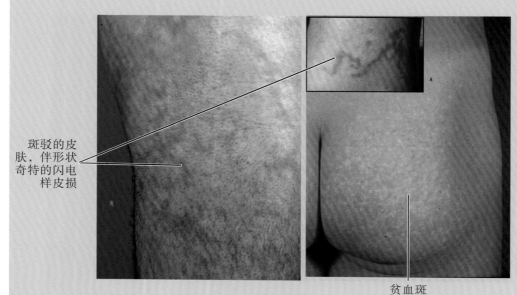

斑驳的皮肤，伴形状奇特的闪电样皮损

贫血斑

Cl：模糊的网状、形态奇特的红斑

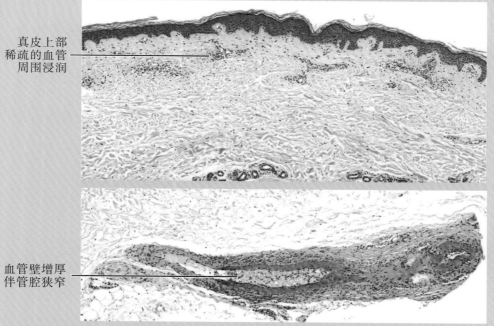

真皮上部稀疏的血管周围浸润

血管壁增厚伴管腔狭窄

Hi：血管壁增厚（对应于白色贫血斑），真皮深部和皮下组织血管管腔常闭塞

血

管

其他需要鉴别的疾病

荨麻疹性血管炎（见 136 页）：真皮乳头层和网状层水肿，血管周和间质嗜酸性粒细胞和中性粒细胞浸润，轻度白细胞碎裂性血管炎，红细胞外渗细微或没有。

感染性血管炎（脑膜炎奈瑟菌，葡萄球菌）（见 224 页）：血管壁坏死，完全闭塞，内有血栓的血管腔，核尘、细菌、纤维蛋白血栓堵塞血管。

冷球蛋白血症（见 226 页）：纤维蛋白血栓仅见于 I 型，II 型可见白细胞碎裂性血管炎。

急性系统性红斑狼疮（见 117 页）：界面皮炎，淋巴细胞核尘。

恶性萎缩性丘疹病（Köhlmeier-Degos 病）（见 231 页）：伴有血管闭塞和楔形真皮坏死的白细胞碎裂性血管炎。

参考文献

Carlson J A, 2010. The histological assessment of cutaneous vasculitis. Histopathology, 56(1): 3–23.

Crowson A N, Mihm Jr M C, et al, 2003. Pyoderma gangrenosum: a review. J Cutan Pathol, 30(2): 97–107.

Crowson A N, Mihm Jr M C, et al, 2003. Cutaneous vasculitis: a review. J Cutan Pathol, 30(3): 161–173.

Hodge S J, Callen J P, et al, 1987. Cutaneous leukocytoclastic vasculitis: correlation of histopathological changes with clinical severity and course. J Cutan Pathol, 14(5): 279–284.

Hurwitz R M, Haseman J H, 1993. The evolution of pyoderma gangrenosum. A clinicopathologic correlation. Am J Dermatopathol, 15(1): 28–33.

Narula N, Gupta S, et al, 2005. The primary vasculitides: a clinicopathologic correlation. Am J Clin Pathol, 124 Suppl: S84–95.

Russell J P, Gibson L E, 2006. Primary cutaneous small vessel vasculitis: approach to diagnosis and treatment. Int J Dermatol, 45(1): 3–13.

Ryan T J, 1985. Cutaneous vasculitis. J Cutan Pathol, 12(3–4): 381–387.

Su W P, Schroeter A L, et al, 1986. Histopathologic and immunopathologic study of pyoderma gangrenosum. J Cutan Pathol, 13(5): 323–330.

血管

原型：皮肤结节性多动脉炎

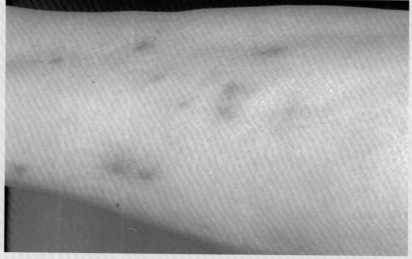

多个结节

CI： 特定器官梗死导致一系列广泛的系统表现，尤其是肾脏。皮肤疼痛性红斑结节或溃疡可能和网状青斑有微妙联系

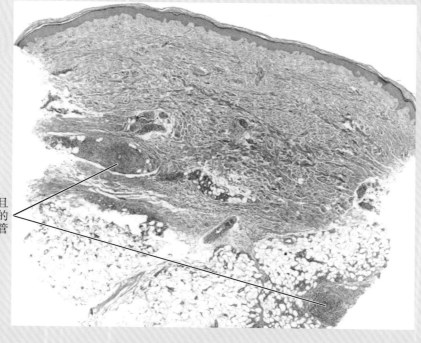

增厚且
几乎闭塞的
动脉血管

血
管

皮肤结节性多动脉炎

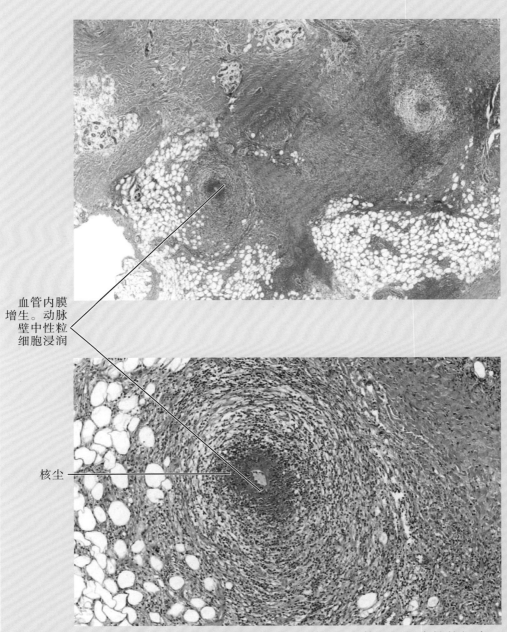

血管内膜
增生。动脉
壁中性粒
细胞浸润

核尘

Hi：小至中等大小动脉白细胞碎裂性血管炎，血管壁可见中性粒细胞、
嗜酸性粒细胞、核尘和纤维蛋白，血管内膜增生和管腔血栓性闭塞，
偶见伴溃疡的坏死。弹性纤维染色突出显示动脉血管内弹性膜

血
管

皮肤结节性多动脉炎

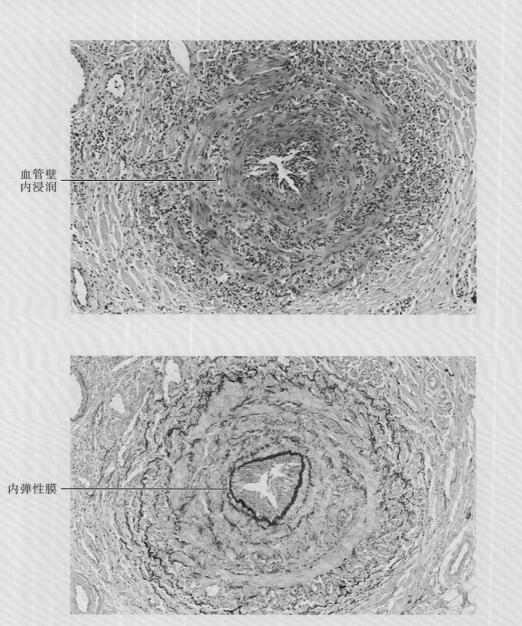

血管壁
内浸润

内弹性膜

变异型

　　显微镜下多动脉炎：坏死性血管炎，抗中性粒细胞胞质抗体常为阳性。

鉴别诊断

浅表血栓性静脉炎：表现相似，但累及静脉。

韦氏肉芽肿病：伴肉芽肿性浸润的白细胞碎裂性血管炎。肺部受累几乎见于所有患者。

变应性肉芽肿性血管炎（见 165 页）：伴大量嗜酸性粒细胞浸润的白细胞碎裂性血管炎。

结节性血管炎：伴皮下血管白细胞碎裂性血管炎的小叶性脂膜炎。

评　注

　　在个例中，仅仅依据组织学表现来鉴别结节性多动脉炎和浅表血栓性静脉炎是非常困难的。

参考文献

Chen K R, 2010. The misdiagnosis of superficial thrombophlebitis as cutaneous polyarteritis nodosa: features of the internal elastic lamina and the compact concentric muscular layer as diagnostic pitfalls. Am J Dermatopathol, 32(7): 688–693.

Hall L D, Dalton S R, et al, 2013. Re-examination of features to distinguish polyarteritis nodosa from superficial thrombophlebitis. Am J Dermatopathol, 35(4): 463–471.

Ishibashi M, Chen K R, 2008. A morphological study of evolution of cutaneous polyarteritis nodosa. Am J Dermatopathol, 30(4): 319–326.

Marzano A V, Vezzoli P, et al, 2013. Skin involvement in cutaneous and systemic vasculitis. Autoimmun Rev, 12(4): 467–476.

血
管

原型：血栓性静脉炎

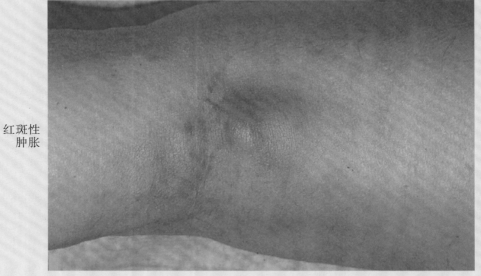

红斑性
肿胀

CI：特征性红肿，疼痛和表面皮肤触痛，常见于下肢。可出现多发性
皮损（即所谓的游走性血栓性静脉炎）

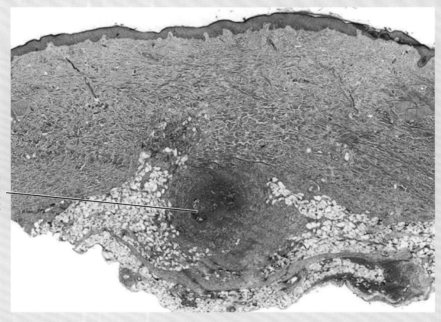

伴血栓的
皮下厚壁
静脉

血栓性静脉炎

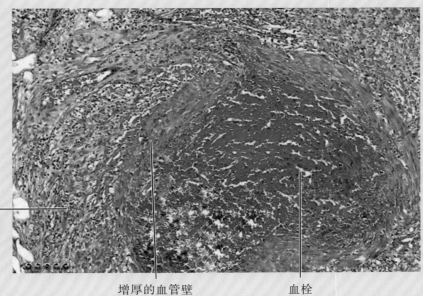

混合细胞
炎症浸润

增厚的血管壁   血栓

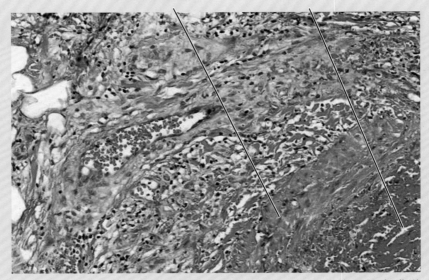

Hi：真皮深部和皮下组织浅部见明显的静脉血管，血管肌性中膜增厚，管腔闭塞。血栓形成是诊断血栓性静脉炎的首要条件。血管壁内炎症反应可以缺如，不存在壁内纤维蛋白沉积。初期可见中性粒细胞大量浸润，大多数局限于血管周围。后期可见围管性混合性炎症浸润，但不累及邻近的真皮或皮下组织。增厚的血管壁中可见明显的弹性纤维

血
管

变异型

　　胸壁浅表血栓性静脉炎（Mondor 病）：独特的临床表现。胸壁外层条索状硬化，总呈线状，因皮下静脉血栓性静脉炎导致。

血

管

鉴别诊断

结节性多动脉炎（见 240 页）：显著的血管壁内炎症反应和坏死。血管炎多局限于真皮深部和皮下组织浅层的小动脉和中等大小动脉（多动脉炎），但不累及更粗的动脉。结节性多动脉炎的一个组织学特征是不堵塞的血管管腔伴致密的血管壁内炎症反应。典型的血管壁内纤维蛋白样沉积在血管内膜和内弹性层间形成一个厚而均质的环。

结节性血管炎：许多病例，尤其是皮损累及下肢者，深部血栓性静脉炎被误认为结节性血管炎。典型的结节性血管炎累及皮下组织内中等大小动脉，伴致密浸润侵及临近组织，如皮下脂肪间隔和小叶。

评 注

作为诊断线索，结节性血管炎表现为血管壁增厚和平滑肌层缺乏弹性纤维，而血栓性静脉炎则特征性表现为肌性血管壁内多数弹性纤维。下肢粗径静脉和动脉内弹性膜可以相似。

血

管

评 注

中等大小血管血管炎病理学的最大挑战是鉴别下肢浅表血栓性静脉炎和皮肤结节性多动脉炎。下肢静脉壁厚，有时表现为中等大小动脉模式，这点非常值得注意。下肢厚壁静脉肌性中层是多层的，内有许多纤细的弹性纤维束，而中等大小动脉内只有一个厚的均质而连续肌层，没有散在的弹性纤维。血栓性静脉炎的血管腔总被栓塞，而结节性多动脉炎的血管腔不阻塞。后者表现为显著的血管壁内炎症反应伴血管壁变宽和坏死，而血栓性静脉炎通常伴有局限于紧邻血管处的围管性浸润。血栓性静脉炎的皮损不出现血管壁纤维素样沉积，但这是结节性多动脉炎的显著特征。

参考文献

Alcaraz I, Revelles J M, et al, 2010. Superficial thrombophlebitis: A new clinical manifestation of the immune reconstitution inflammatory syndrome in a patient with HIV infection. Am J Dermatopathol, 32(8): 846–849.

Chen K R, 2010. The misdiagnosis of superficial thrombophlebitis as cutaneous polyarteritis nodosa: features of the internal elastic lamina and the compact concentric muscular layer as diagnostic pitfalls. Am J Dermatopathol, 32(7): 688–693.

Hall L D, Dalton S R, et al, 2013. Re-examination of features to distinguish polyarteritis nodosa from superficial thrombophlebitis. Am J Dermatopathol, 35(4): 463–471.

Yus E S, Simon R S, et al, 2012. Vein, artery, or arteriole? A decisive question in hypodermal pathology. Am J Dermatopathol, 34(2): 229–232.

血
管

原型：**持久性隆起性红斑**

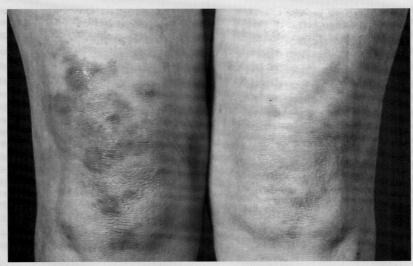

护垫样
青紫色斑块

CI：持久性护垫样紫红色丘疹或斑块，对称分布于四肢伸侧

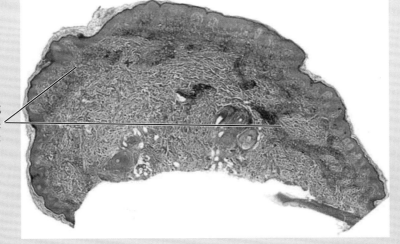

真皮上中部
白细胞碎裂
性血管炎

Hi：真皮上中部小血管白细胞碎裂性血管炎，伴嗜酸性粒细
　　胞和浆细胞浸润及不同程度的同心性纤维化

初期：混合性细胞浸润。浸润中心可见淋巴细胞、中性粒细胞、嗜酸性粒细胞、
核尘和白细胞碎裂性血管炎。

后期：同心性纤维化，组织细胞和浆细胞浸润。

变异型：面部肉芽肿

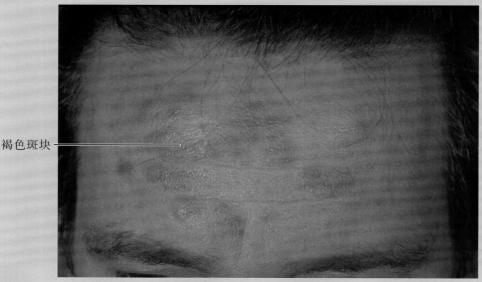

褐色斑块

CI：紫棕红色浸润性斑块，多见于男性面部

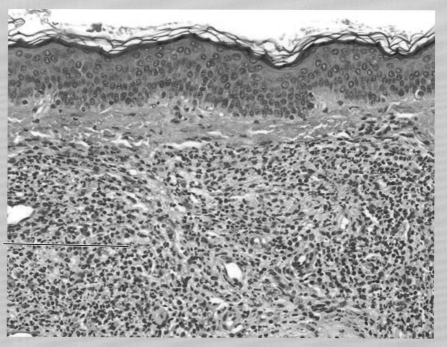

淋巴组织
细胞浸润，
伴嗜酸性
粒细胞

面部肉芽肿

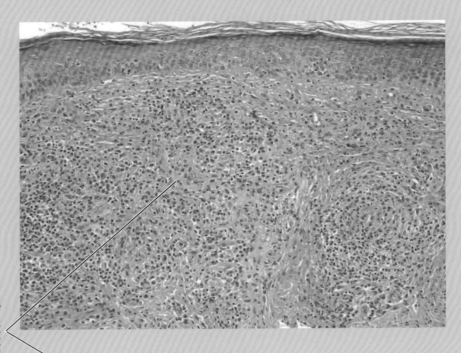

淋巴组织细胞浸润，伴大量嗜酸性粒细胞

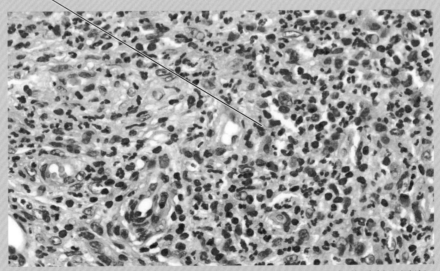

Hi：和持久性隆起性红斑重叠。可见淋巴组织细胞性（肉芽肿性）浸润、白细胞碎裂性血管炎、核尘和大量嗜酸性粒细胞。混杂有浆细胞

鉴别诊断

　　间质性肉芽肿性皮炎（见 177 页）： 临床表现为片状融合性红斑合并关节炎。组织学表现为间质性和血管周围中性粒细胞浸润，有聚集在真皮乳头的倾向；可见浆细胞。

　　Sweet 综合征（见 157 页）： 真皮弥漫性中性粒细胞浸润，没有混合浆细胞，没有显著血管炎特征。

　　嗜酸性蜂窝织炎（Wells 综合征）（见 159 页）： 真皮弥散性嗜酸细胞浸润，火焰征，无血管炎。

　　白塞综合征（见 76 页）： 初期坏死性白细胞碎裂性血管炎（脓疱）；后期可见肉芽肿反应。

评　注

　　持久性隆起性红斑和面部肉芽肿的临床表现不同，但组织学特征重叠。因此，部分专家认为这两种疾病在疾病分类学上代表同一病种。

参考文献

Caputo R, Alessi E, 1984. Unique aspects of a lesion of erythema elevatum diutinum. Am J Dermatopathol, 6(5): 465–469.

Crowson A N, Mihm Jr M C, et al, 2003. Cutaneous vasculitis: a review. J Cutan Pathol, 30(3): 161–173.

Gibson L E, el-Azhary R A, 2000. Erythema elevatum diutinum. Clin Dermatol, 18(3): 295–299.

Gibson L E, Su W P, 1995. Cutaneous vasculitis. Rheum Dis Clin North Am, 21(4): 1097–1113.

LeBoit P E, Yen T S, et al, 1986. The evolution of lesions in erythema elevatum diutinum. Am J Dermatopathol, 8(5): 392–402.

Lowe L, Kornfeld B, et al, 1992. Rheumatoid neutrophilic dermatitis. J Cutan Pathol, 19(1): 48–53.

Ramsey M L, Gibson B, et al, 1984. Erythema elevatum diutinum. Cutis, 34(1): 41–43.

Sanguoza O P, Pilcher B, et al, 1997. Erythema elevatum diutinum: a clinicopathological study of eight cases. Am J Dermatopathol, 19(3): 214–222.

Smoller B R, McNutt N S, et al, 1990. The natural history of vasculitis. What the histology tells us about pathogenesis. Arch Dermatol, 126(1): 84–89.

Sunderkotter C, 2013. Skin manifestations of different forms of vasculitis. Z Rheumatol, 72(5): 436–444.

Wahl C E, Bouldin M B, et al, 2005. Erythema elevatum diutinum: clinical, histopathologic, and immunohistochemical characteristics of six patients. Am J Dermatopathol, 27(5): 397–400.

Ziemer M, Koehler M J, et al, 2011. Erythema elevatum diutinum-a chronic leukocytoclastic vasculitis microscopically indistinguishable from granuloma faciale? J Cutan Pathol, 38(11): 876–883.

血
管

原型：颞动脉炎

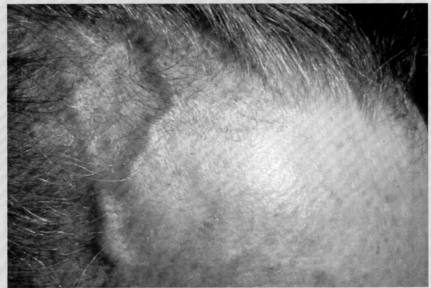

前额可触及
的动脉

CI：多位于颞区，可触及的动脉上出现红斑和溃疡。一般症状包括发热、疼痛和不适。可突发视觉受损

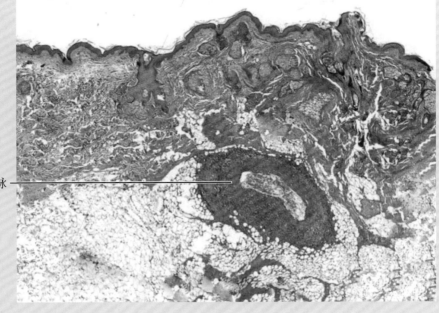

颞动脉

颞动脉炎

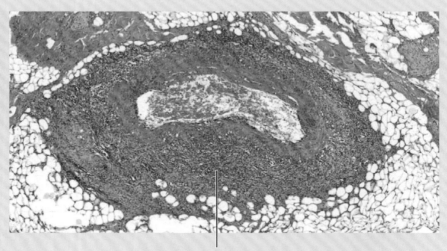

血管壁中层混合性细胞浸润

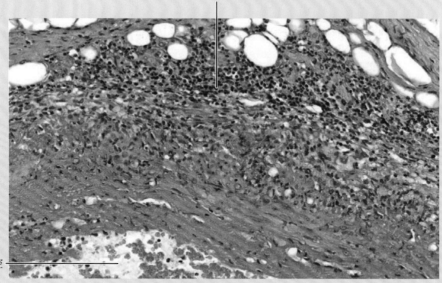

血管腔

Hi：累及中等到大动脉的肉芽肿性血管炎，病变呈明显的跳跃性分布。血管改变主要位于血管壁中层内侧，伴含多核组织细胞的混合性浸润。内弹性膜被破坏。没有血管外肉芽肿形成。炎症病变可能局限于血管壁的内膜下层

颞动脉炎

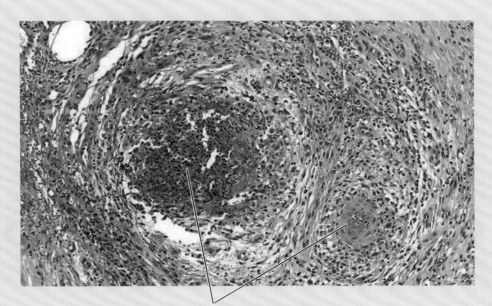

混合细胞性炎症浸润造成动脉血管破坏和闭塞

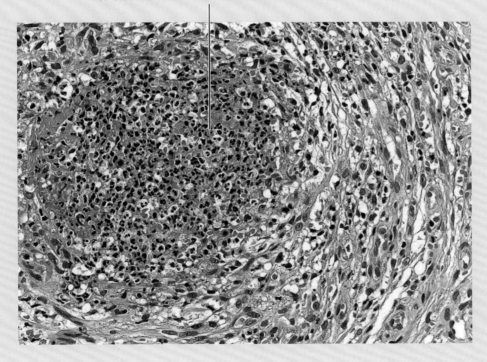

变异型

血管内膜下炎症性病变：血管壁中层无改变，无明显多核细胞。内弹性膜灶性断裂。

血

管

鉴别诊断

结节性多动脉炎（见 240 页）：小到中等大小动脉的白细胞碎裂性血管炎，纤维蛋白沉积，白细胞碎裂，血管壁内无巨细胞。

变应性肉芽肿性血管炎（见 165 页）：血管外栅栏状嗜酸性肉芽肿，合并嗜酸性血管炎。血管外栅栏状肉芽肿可以是其显著特征。

韦氏肉芽肿病：有血管外栅栏状肉芽肿的肉芽肿性血管炎。中性粒细胞为主。

血栓闭塞性脉管炎（Buerger 病）：血管壁内混合性炎症细胞浸润。没有肉芽肿性改变。极少中性粒细胞。

淋巴细胞性血栓性（斑状）动脉炎：中等大小血管血管炎，纤维蛋白样血栓或血管壁和血管内纤维蛋白样环，可见淋巴细胞和组织细胞。

参考文献

Carlson J A, 2010. The histological assessment of cutaneous vasculitis. Histopathology, 56(1): 3–23.

Carlson J A, Chen K R, 2007. Cutaneous vasculitis update: neutrophilic muscular vessel and eosinophilic, granulomatous, and lymphocytic vasculitis syndromes. Am J Dermatopathol, 29(1): 32–43.

Lee J S, Kossard S, et al, 2008. Lymphocytic thrombophilic arteritis: a newly described medium-sized vessel arteritis of the skin. Arch Dermatol, 144(9): 1175–1182.

血
管

原型：皮肤钙化防御（钙性尿毒症性小动脉病）

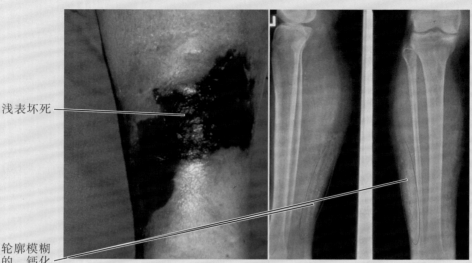

浅表坏死

轮廓模糊
的、钙化
的小动脉

CI：浅表坏死性斑块和溃疡，常位于下肢，伴慢性肾衰竭或（和）
甲状旁腺功能亢进

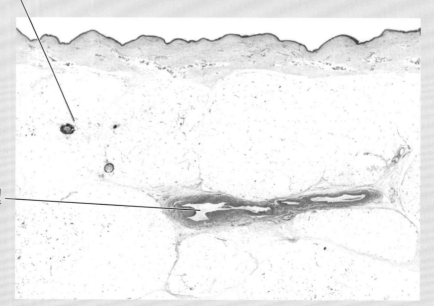

扩张的
小血管

皮肤钙化防御

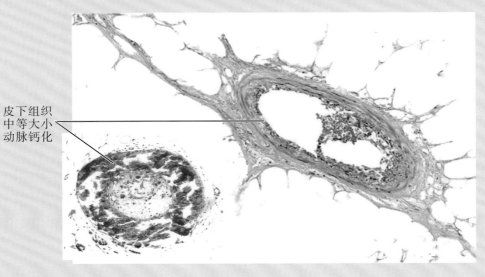

皮下组织
中等大小
动脉钙化

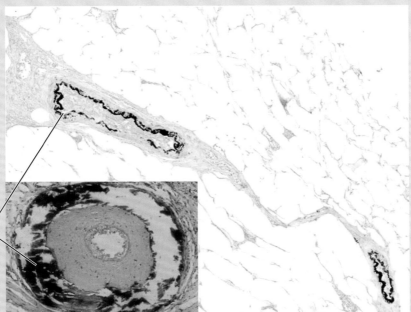

血管壁中膜
钙化（von
Kossa 染色）

Hi：尿毒症皮肤钙化防御。组织病理学标志为皮下脂肪内多发性微钙化点。通常与小叶毛细血管和坏死脂肪细胞相关。由于其与 Martorell 高血压性小动脉硬化症在形态学上重叠，中等大小动脉血管壁中膜钙化伴溃疡形成虽然常见，但不能作为两者的鉴别线索

变异型

初期：可能只表现为最低程度的血管钙化。
后期：可能合并严重炎症和坏死，类似脂膜炎或坏疽性脓皮病。

血

管

鉴别诊断

动脉硬化：初期并无可见的临床症状。后期出现下肢侧后部疼痛性、坏死性皮肤溃疡，常双侧受累。其溃疡在形态学上和坏疽性脓皮病重叠。系统改变包括动脉高压和糖尿病。组织学显示真皮深部或皮下组织小动脉病变，包括小动脉硬化狭窄和中膜钙化，其上常有溃疡形成。小动脉血管壁显著增厚，伴血管壁内中膜钙化，与钙化防御和钙化防御的其他非尿毒症变异型无法区分。溃疡可表现为潜行性边界和中性粒细胞丰富的浸润，与坏疽性脓皮病的组织病理学改变相似。该病又名 Martorell 高血压性缺血性下肢溃疡。

草酸盐沉积症：小血管管腔内双折射结晶沉积。无明显血管炎表现，无明显血管壁钙化。

非尿毒症性钙化防御：通常不能与尿毒症性钙化防御区分。主要依赖临床检验（钙、磷水平，尿毒症和其他指标）。

皮肤钙质沉着症：这种多因素疾病主要影响血管外组织。不出现明显的血管病变。化生性钙化是坏死性和肿瘤性钙质沉着症病灶的特征。

偶发钙化：功能不重要的血管钙化与钙化的小动脉硬化无法区分，可见于老年人皮肤曝光部位切除的上皮性或间叶性肿瘤（如面部的基底细胞癌或鳞状细胞癌）附近。

血
管

评 注

小动脉硬化钙化的首要临床表现是 Martorell 高血压性缺血性下肢溃疡，多见于患有动脉高血压和糖尿病的老年病人。令人吃惊的是，由于大面积溃疡，该病经常与坏疽性脓皮病混淆。然而中动脉管壁钙化不是坏疽性脓皮病的表现。伴有血管壁钙化的皮下小动脉硬化的诊断中，误诊为尿毒症性或非尿毒症性钙化防御是重要的陷阱。尿毒症性或非尿毒症性钙化防御与 Martorell 钙化性小动脉硬化都会出现同样的小动脉血管中膜肌层钙化，但只有前者可见皮下脂肪中明显的播散性钙化灶，伴脂肪细胞间与毛细血管相关的多发钙化灶。为了认识这些独特的病变，Von Kossa 染色可能是必需的。

参考文献

Edsall L C, English J C, et al, 2004. Calciphylaxis and metastatic calcification associated with nephrogenic fibrosing dermopathy. J Cutan Pathol, 31(3): 247–253.

Fernandez K H, Liu V, et al, 2013. Nonuremic calciphylaxis associated with histologic changes of pseudoxanthoma elasticum. Am J Dermatopathol, 35(1): 106–108.

Hafner J, Keusch G, et al, 1998. Calciphylaxis: a syndrome of skin necrosis and acral gangrene in chronic renal failure. Vasa, 27(3): 137–143.

Hafner J, Keusch G, et al, 1995. Uremic small-artery disease with medial calcification and intimal hyperplasia (so-called calciphylaxis): a complication of chronic renal failure and benefit from parathyroidectomy. J Am Acad Dermatol, 33(6): 954–692.

Hafner J, Nobbe S, et al, 2010. Martorell hypertensive ischemic leg ulcer: a model of ischemic subcutaneous arteriolosclerosis. Arch Dermatol, 146(9): 961–968.

Lewis K G, Lester B W, et al, 2006. Nephrogenic fibrosing dermopathy and calciphylaxis with pseudoxanthoma elasticum-like changes. J Cutan Pathol, 33(10): 695–700.

Mochel M C, Arakaki R Y, et al, 2013. Cutaneous calciphylaxis: a retrospective histopathologic evaluation. Am J Dermatopathol, 35(5): 582–586.

Nikko A P, Dunningan M, et al, 1996. Calciphylaxis with histologic changes of pseudoxanthoma elasticum. Am J Dermatopathol, 18(4): 396–399.

Prinz Vavricka B M, Barry C, et al, 2009. Diffuse dermal angiomatosis associated with calciphylaxis. Am J Dermatopathol, 31(7): 653–657.

Solomon A R, Comite S L, et al, 1988. Epidermal and follicular calciphylaxis. J Cutan Pathol, 15(5): 282–285.

Steele K T, Sullivan B J, et al, 2013. Diffuse dermal angiomatosis associated with calciphylaxis in a patient with end-stage renal disease. J Cutan Pathol, 40(9): 829–832.

Zembowicz A, Navarro P, et al, 2011. Subcutaneous thrombotic vasculopathy syndrome: an ominous condition reminiscent of calciphylaxis: calciphylaxis sine calcifications? Am J Dermatopathol, 33(8): 796–802.

血管

第 6 章
皮下组织

原型：结节性红斑（早期）

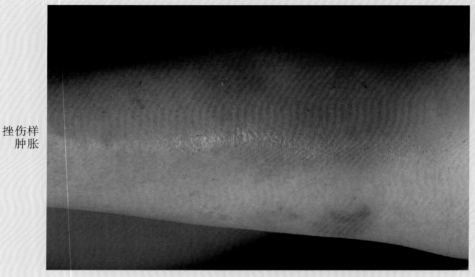

挫伤样
肿胀

CI：好发于中年女性，主要累及踝、膝及胫前的挫伤样红肿，对压力高度敏感。不形成溃疡。皮损 4~8 周完全消退，不遗留瘢痕

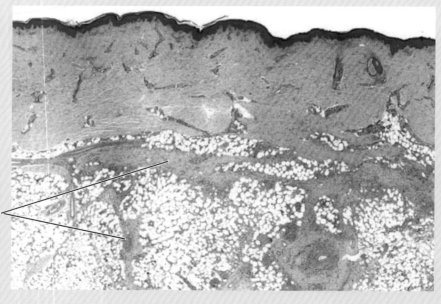

小叶间隔
增厚，
间隔为主
的炎症性
浸润

皮
下
组
织

结节性红斑

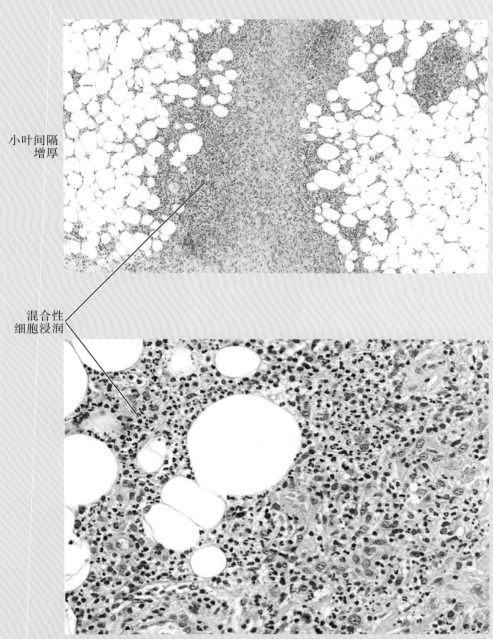

小叶间隔
增厚

混合性
细胞浸润

Hi：皮下脂肪间隔增厚、水肿，中性粒细胞、嗜酸性粒细胞和淋巴细胞
浸润（间隔性脂膜炎），脂肪小叶周边组织细胞性肉芽肿（Miescher 肉
芽肿）。无血管炎

结节性红斑

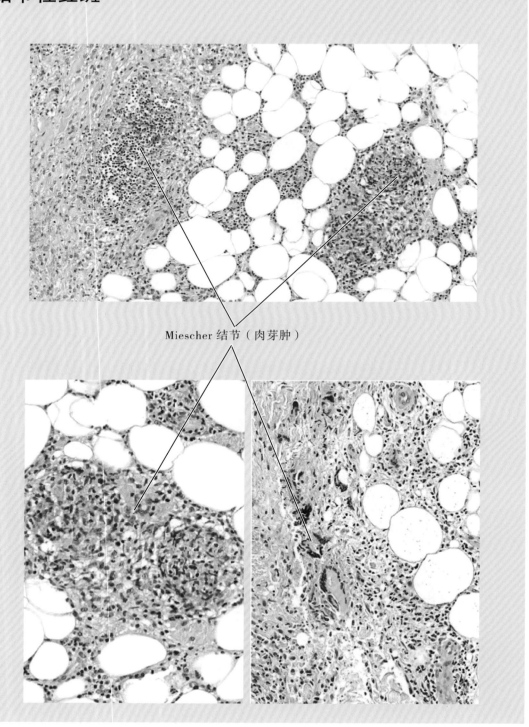

Miescher 结节（肉芽肿）

鉴别诊断

间隔性脂膜炎
深部硬斑病： 皮下脂肪间隔增厚，少量淋巴细胞和浆细胞浸润。
小叶性脂膜炎
结节性血管炎： 累及动脉和静脉血管的白细胞碎裂性血管炎。
Bazin 硬红斑（见 183 页）
外伤性脂膜炎： 泡沫组织细胞围绕假性囊肿。
人为脂膜炎
感染性脂膜炎： 脂肪间隔和小叶中可见由中性粒细胞、嗜酸性粒细胞和浆细胞构成的混合性浸润。脓肿形成。

评　注

各种类型的脂膜炎临床上均表现为程度不一的软垫样红肿。
结节性红斑可能发生于结节病（见于伴肺门淋巴结肿大、多关节炎和结节性红斑的 Loefgren 综合征）。

参考文献

Requena L, Sanchez Yus E, 2007. Erythema nodosum. Semin Cutan Med Surg, 26(2): 114–125.

原型：狼疮性脂膜炎（深在性红斑狼疮）

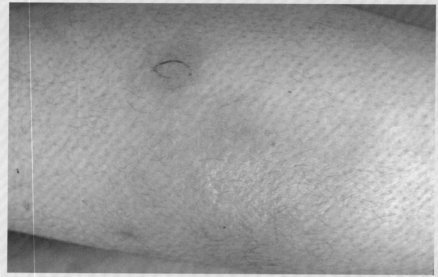

腿部坚硬
固着的皮下
结节

CI： 好发于女性上臂、肩、臀和乳房的多发性、无痛性、坚硬固着的皮下结节或斑块

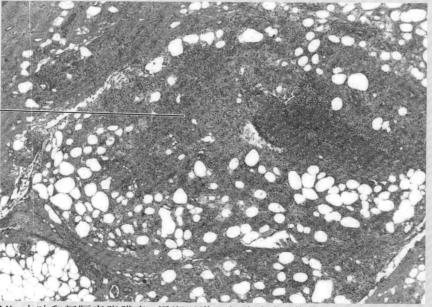

脂肪小叶
以淋巴细
胞为主的
浸润

Hi： 小叶和间隔旁脂膜炎，浸润以淋巴细胞为主，伴浆细胞和巨噬细胞。可见核碎裂。真皮和皮下组织黏蛋白沉积。有时伴血管炎。淋巴细胞、脂肪坏死和浆细胞环状排列在脂肪细胞周围。无中性粒细胞

鉴别诊断：皮下脂膜炎样 T 细胞淋巴瘤

溃疡性皮下结节

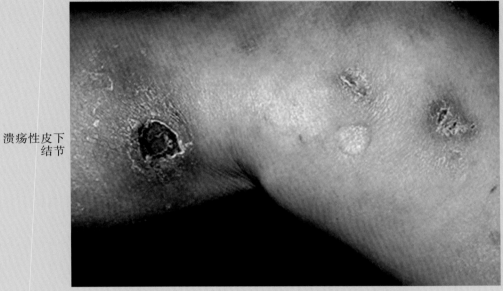

CI：多发性红肿和皮下结节，除偶见溃疡外表皮不受累

以脂肪小叶为主的肿瘤细胞浸润

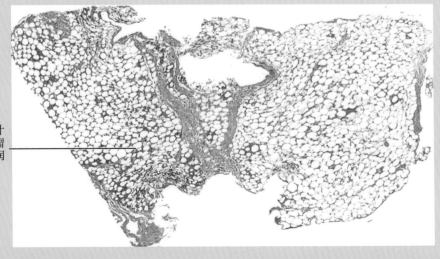

皮下脂膜炎样 T 细胞淋巴瘤

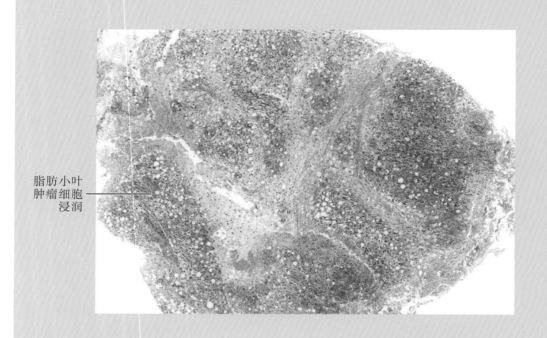

脂肪小叶
肿瘤细胞
浸润

间变性肿瘤细胞

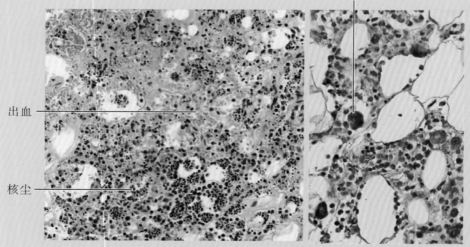

出血

核尘

Hi：小至中等大小、胞核不典型的淋巴细胞在脂肪小叶的浸润，环绕
脂肪细胞（镶边）。淋巴细胞表达 βF1 和 CD8 阳性。晚期可见大间
变性肿瘤细胞

皮
下
组
织

鉴别诊断

γ/δ **T 细胞淋巴瘤**：皮损可为轻微红斑、真皮和皮下硬结或溃疡性肿瘤。组织学：病变常累及表皮、真皮和皮下脂肪三层。肿瘤细胞与皮下脂膜炎样 T 细胞淋巴瘤相似，伴更多核碎裂，CD56 阳性和 γ/δ 表型（βF1 阴性）。

鉴别诊断：**石蜡瘤**

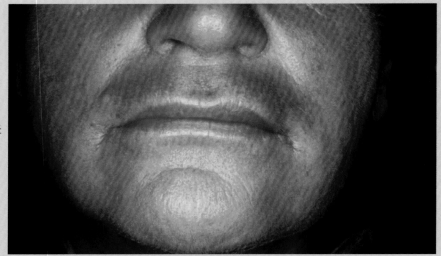

上唇肿胀

Cl：由于皮内和皮下注射引起的肿胀

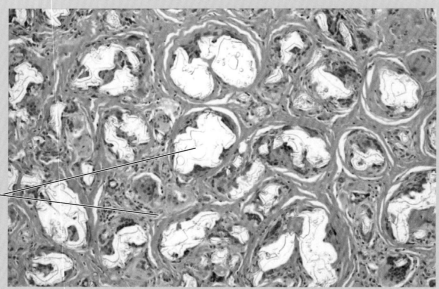

奇形怪状的
透明空腔和
纤维化

Hi：纤维化组织中奇形怪状的空腔

其他需要鉴别的疾病

结节性血管炎：白细胞碎裂性血管炎，脂肪小叶为主的混合性浸润。

结节性红斑（见 268 页）：早期表现为小叶间隔的混合性细胞浸润，后期表现为组织细胞丰富的肉芽肿（Miescher 结节）。

参考文献

Massone C, Kodama K, et al,2005. Lupus erythematosus panniculitis (lupus profundus): clinical, histopathological, and molecular analysis of nine cases. J Cutan Pathol, 32(6): 396−404.

Park H S, Choi J W, et al, 2010. Lupus erythematosus panniculitis: clinicopathological, immunophenotypic, and molecular studies. Am J Dermatopathol, 32(1): 24−30.

Requena L, Sanchez Yus E, 2001. Panniculitis. Part Ⅱ. Mostly lobular panniculitis. J Am Acad Dermatol, 45(3): 325−361; quiz 362−364.

皮下组织

原型：创伤性和人为脂膜炎

质硬的斑块
和出血

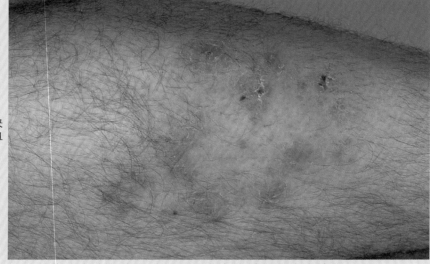

CI：创伤或自我损伤之后出现的疼痛性质硬斑块或结节

脂肪间隔和小叶炎症浸润伴出血

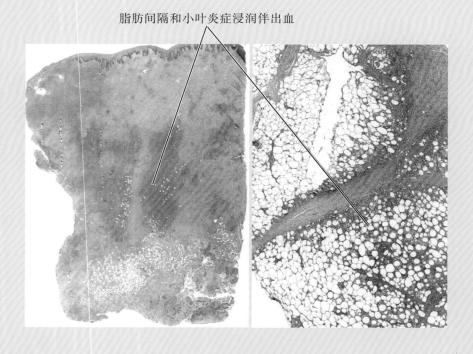

创伤性和人为脂膜炎

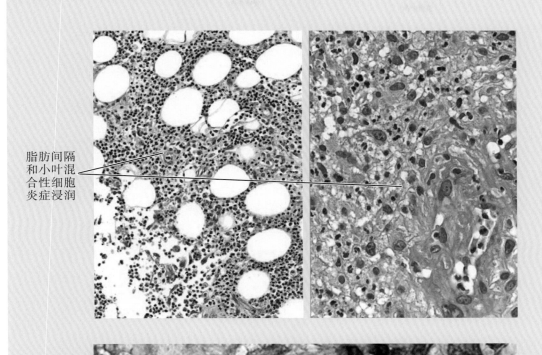

脂肪间隔
和小叶混
合性细胞
炎症浸润

大的泡沫
组织细胞

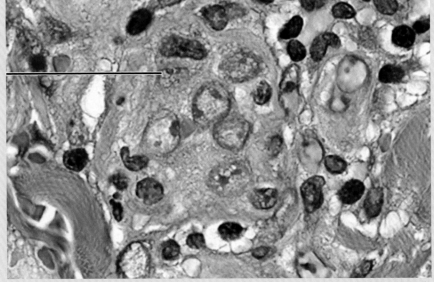

Hi：最初表现为脂肪细胞坏死、中性粒细胞浸润和出血。后期可见脂肪小叶内泡沫组织细胞、脂肪组织坏死导致的假性囊肿和纤维化。如果人为脂膜炎与注射相关，可见（偏振性或非偏振性）异物

皮
下
组
织

变异型

新生儿皮下脂肪坏死：针状裂隙。

鉴别诊断：**胰腺性脂膜炎**

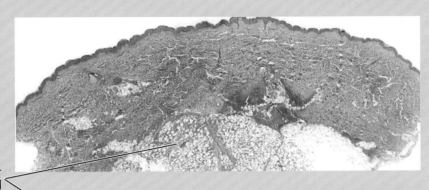

脂肪小叶
为主的浸润

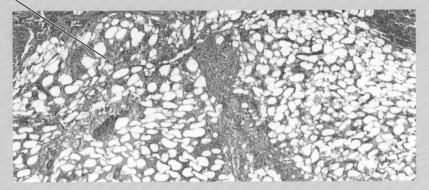

皂化现象

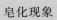

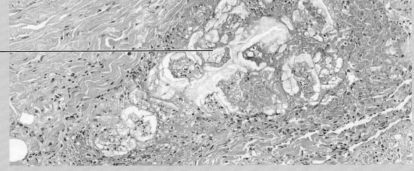

CI：红肿

Hi：小叶性脂膜炎伴脂肪细胞变性和皂化现象（嗜碱性变性），
中性粒细胞、淋巴细胞和组织细胞浸润，围绕着坏死脂肪细胞（鬼
影细胞），其细胞膜增厚，呈嗜酸性

其他需要鉴别的疾病

感染性脂膜炎：脂肪间隔和小叶内含大量中性粒细胞的混合性细胞浸润。可见脓肿形成。可检测到微生物。

α1抗胰蛋白酶缺乏性脂膜炎：排出油性物质的溃疡。最初表现为真皮网状层中性粒细胞浸润，其后脂肪间隔和小叶出现浸润和坏死。最后出现纤维化和钙化。

皮下Sweet综合征：皮下弥漫性中性粒细胞浸润。无脓肿。与血液系统恶性肿瘤相关。

评　注

各种人为损伤（创伤、注射）会导致多种变异型。

参考文献

Geraminejad P, DeBloom J R, et al, 2004. Alpha-1-antitrypsin associated panniculitis: the MS variant. J Am Acad Dermatol. 2nd, 51(4): 645–645.

Ter Poorten M C, Thiers B H, 2002. Panniculitis. Dermatol Clin, 20(3): 421–433, ⅵ.

Winkelmann R K, Barker S M,1985. Factitial traumatic panniculitis. J Am Acad Dermatol, 13(6): 988–994.

第 7 章
沉积和贮积

原型：文身

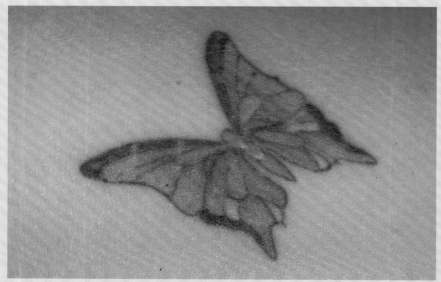

CI：持久性文身是因美容原因有意或因意外原因（如爆竹）致使多种染料或色素进入真皮而形成。可导致过敏反应

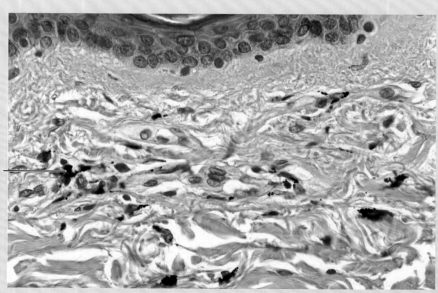

细胞内外
色素沉积

沉积和贮积

文 身

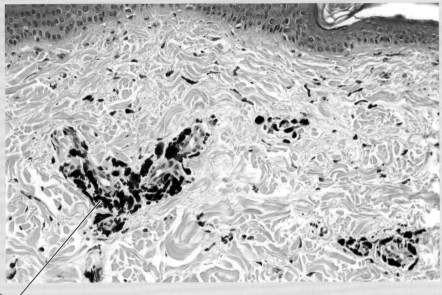

血管周围
组织细胞内
色素沉积

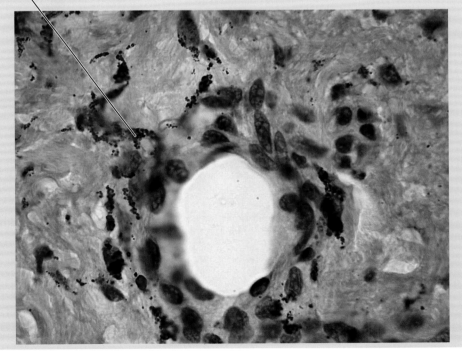

文 身

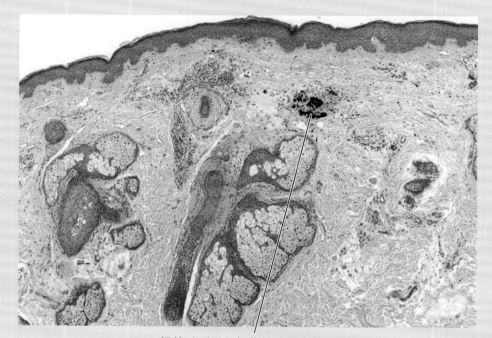

铅笔（石墨）损伤导致的意外文身

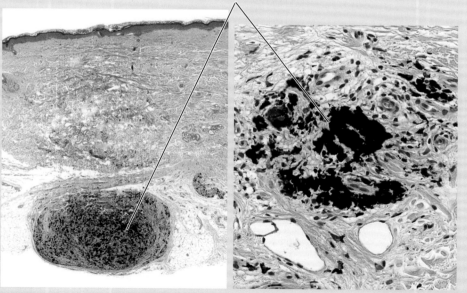

Hi：真皮上中部细胞外和组织细胞内色素沉积，不伴或伴少量炎症浸润

变异型

文身染料导致的湿疹样反应：海绵样水肿。

银屑病样反应。

文身导致的苔藓样及假性淋巴瘤样反应：界面皮炎伴带状淋巴细胞浸润。另可见真皮深层致密淋巴细胞浸润。

肉芽肿性反应：结节病性肉芽肿，生脓性肉芽肿，坏死区。

血管炎：小血管白细胞破碎性血管炎。

纤维化反应：组织学上类似硬斑病。

鉴别诊断：**持久性色素异常性红斑**

药疹后色素
沉着斑

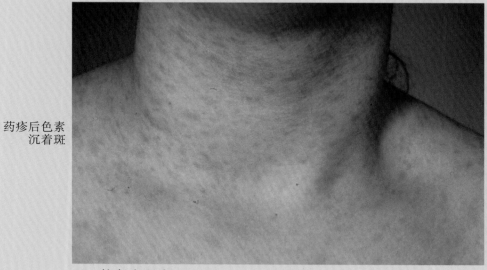

CI：棕色小斑片

空泡变性 ——

噬黑素
细胞

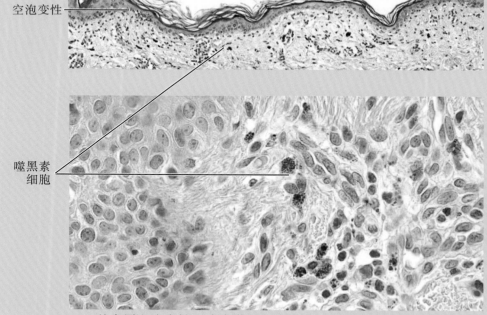

Hi：基底层空泡变性，浅表淋巴细胞浸润；真皮上部散在噬黑素细胞

鉴别诊断：蓝痣

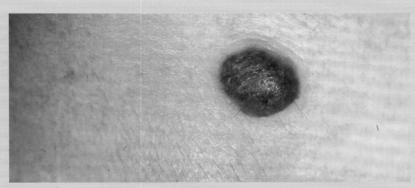

CI：黑色斑片或结节

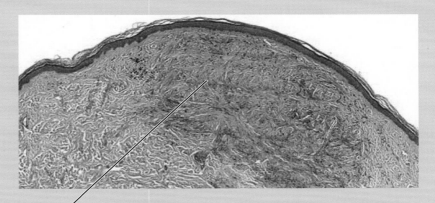

黑素细胞
和噬黑素
细胞聚集

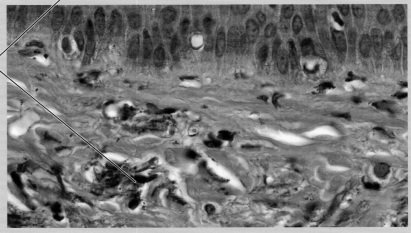

Hi：真皮内树突状黑素细胞和噬黑素细胞

鉴别诊断：银沉着病

正常手

银沉着症
呈灰色

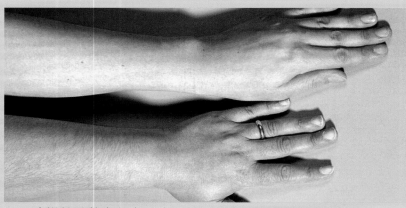

CI：弥漫性蓝棕色颜色改变

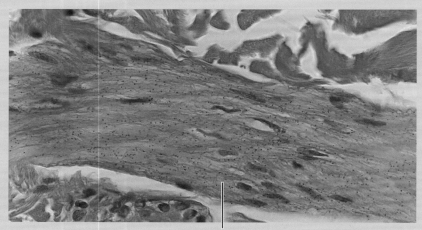

模糊的"脏兮兮"的银颗粒沉积于筋膜和汗腺周围的网状纤维内

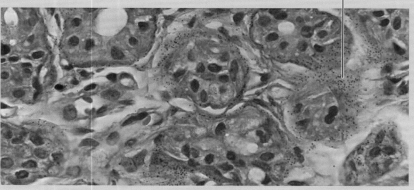

Hi：网状纤维内银沉积，特别是在附属器周围。无炎症浸润

其他需要鉴别的疾病

炎症后色素失禁，因摩擦或转移性黑素瘤病人的黑变病引起：黑素颗粒多位于巨噬细胞内（噬黑素细胞）。

汞沉积／汞中毒：口腔黏膜意外性汞沉积。

褐黄病。

评　注

文身周围的上皮样肉芽肿可以是文身的局部结节病样反应，也可以是系统性结节病的皮肤表现。

肉芽肿性反应可能是分枝杆菌感染的并发症：通过齐 – 内染色寻找抗酸杆菌或借助 PCR 发现分枝杆菌 DNA。

参考文献

Balfour E, Olhoffer I, et al, 2003. Massive pseudoepitheliomatous hyperplasia: an unusual reaction to a tattoo. Am J Dermatopathol, 25(4): 338–340.

Mahalingam M, Kim E, et al, 2002. Morphea-like tattoo reaction. Am J Dermatopathol, 24(5): 392–395.

Sweeney S A, Hicks L D, et al, 2013. Perforating granulomatous dermatitis reaction to exogenous tattoo pigment: a case report and review of the literature. Am J Dermatopathol, 35(7): 754–756.

Thum C K, Biswas A, 2014. Inflammatory complications related to tattooing: A histopathological approach based on pattern analysis. Am J Dermatopathol, 36(3): e70–74.

Wenzel S M, Rittmann I, et al, 2013. Adverse reactions after tattooing: review of the literature and comparison to results of a survey. Dermatology, 226(2): 138–147.

沉积和贮积

原型：黄色瘤

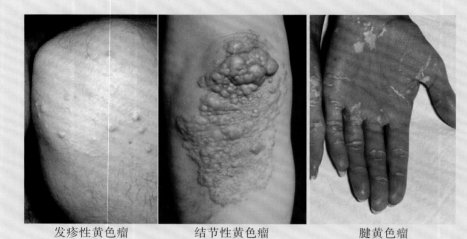

发疹性黄色瘤　　　　　　结节性黄色瘤　　　　　　腱黄色瘤

Cl：黄色瘤可分为多种亚型，但都表现为脂质沉积区皮肤颜色变黄。皮损可表现为如睑黄瘤的扁平皮损，或大小不等的结节性皮损

脂质贮积（苏丹红染色）

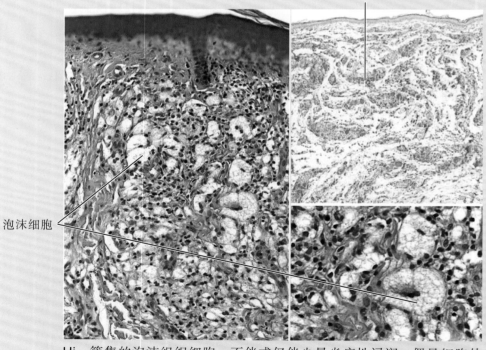

泡沫细胞

Hi：簇集的泡沫组织细胞；不伴或仅伴少量炎症性浸润；偶见细胞外脂质沉积

变异型：睑黄瘤

黄色斑块

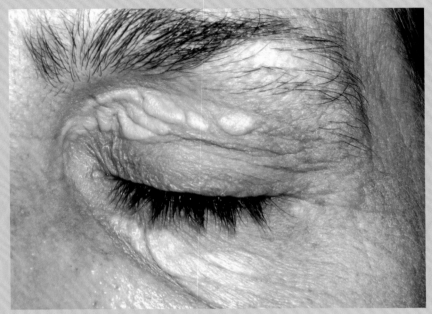

CI：黄色眼周斑块

泡沫细胞

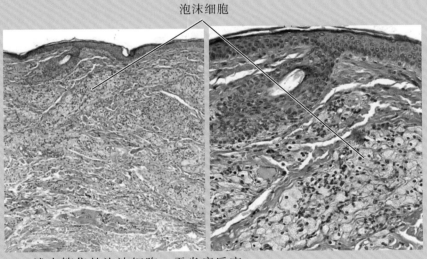

Hi：浅表簇集的泡沫细胞；无炎症反应

变异型：
腱黄色瘤
发疹性黄色瘤
结节性黄色瘤

鉴别诊断：疣状黄色瘤

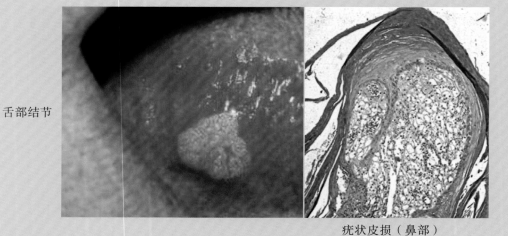

舌部结节

疣状皮损（鼻部）

CI：孤立性丘疹，好发于舌部，偶见于鼻孔

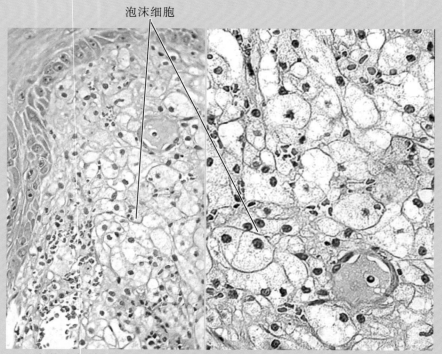

泡沫细胞

Hi：疣状皮损真皮内可见密集的泡沫细胞

鉴别诊断：渐进性坏死性黄色肉芽肿

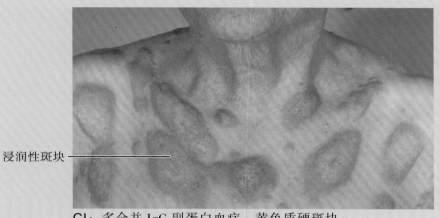

浸润性斑块

CI：多合并 IgG 副蛋白血症。黄色质硬斑块

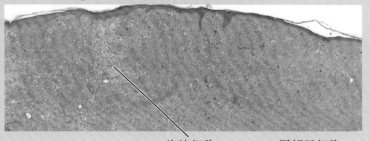

泡沫细胞　　　图顿巨细胞

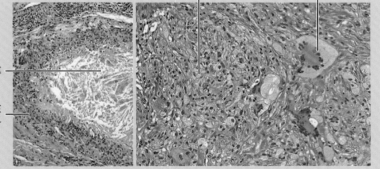

胆固醇

肉芽肿性
边界

Hi：大面积胶原变性，成片泡沫细胞，胆固醇裂隙和图顿
巨细胞。常呈明显的栅栏状排列

评注

疾病分类学上可能与环状弹性组织溶解性巨细胞肉芽肿相同（见 190 页）。

鉴别诊断：腋下毛囊周黄色瘤病

毛囊性丘疹

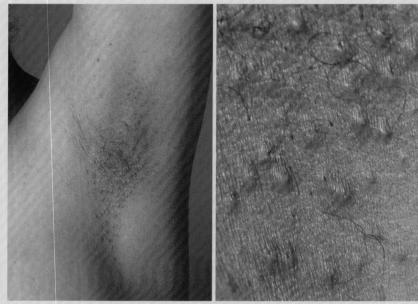

CI：腋窝毛囊性丘疹

角栓

具有泡沫细胞
是黄色瘤
的特征

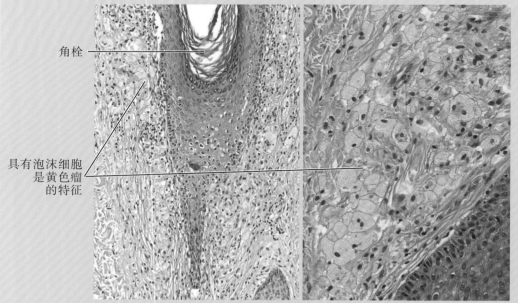

Hi：毛囊角化过度性角栓，周围炎症细胞浸润，偶可见黄色瘤特征性表现

其他需要鉴别的疾病

幼年黄色肉芽肿（见 199 页）：单发或多发性丘疹，初期皮损组织学表现为致密的巨噬细胞浸润，胞质丰富，略嗜酸。成熟皮损可见泡沫细胞和图顿巨细胞。可混合有嗜酸性粒细胞。

参考文献

Beham A, Fletcher C D, 1991. Plexiform xanthoma: an unusual variant. Histopathology, 19(6): 565–567.

Bito T, Kawakami C, et al, 2010. Generalized eruptive xanthoma with prominent deposition of naked chylomicrons: evidence for chylomicrons as the origin of urate-like crystals. J Cutan Pathol, 37(11): 1161–1163.

Breier F, Zelger B, et al, 2002. Papular xanthoma: a clinicopathological study of 10 cases. J Cutan Pathol, 29(4): 200–206.

Cooper P H, 1986. Eruptive xanthoma: a microscopic simulant of granuloma annulare. J Cutan Pathol, 13(3): 207–215.

Kossard SP Dwyer, 2004. Axillary perifollicular xanthomatosis resembling Fox-Fordyce disease. Australas J Dermatol, 45(2): 146–148.

Mete O, Kurklu E, et al, 2009. Flat type verruciform xanthoma of the tongue and its differential diagnosis. Dermatology Online Journal, 15(9).

Molina-Ruiz A M, Cerroni L, et al, 2014. Cutaneous Deposits. Am J Dermatopathol, 36(1): 1–48.

Williford P M, White W L, et al, 1993. The spectrum of normolipemic plane xanthoma. Am J Dermatopathol, 15(6): 572–575.

原型：**全身性弥漫性黏液水肿**

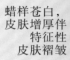

蜡样苍白，
皮肤增厚伴
特征性
皮肤褶皱

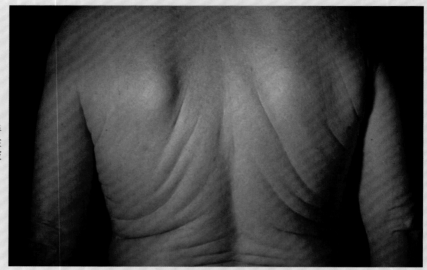

CI：甲状腺功能减退导致真皮内黏蛋白沉积，造成弥漫性肿胀，蜡
样苍白和皮肤干燥

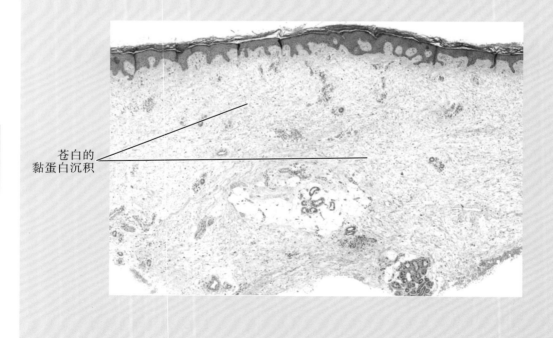

苍白的
黏蛋白沉积

黏液水肿

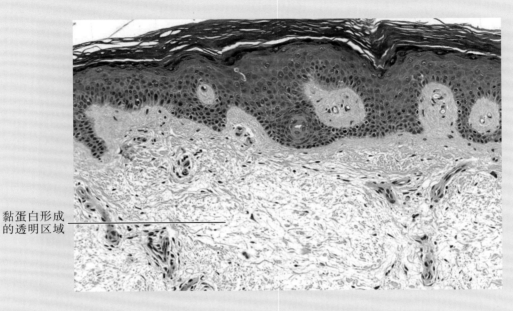

黏蛋白形成
的透明区域

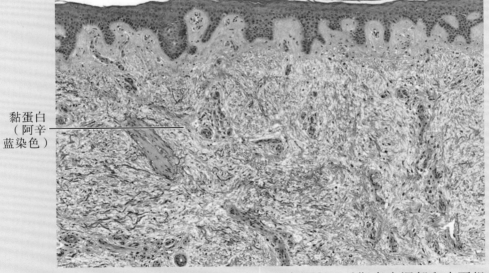

黏蛋白
（阿辛
蓝染色）

Hi：角化过度、轻度水肿和大量黏蛋白沉积，后期真皮深部和皮下组
织纤维化，类似硬皮病

变异型：黏液水肿性苔藓（丘疹性黏蛋白沉积症）

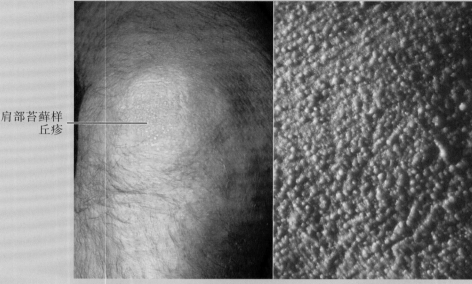

肩部苔藓样丘疹

Cl：手部或四肢伸侧播散性丘疹

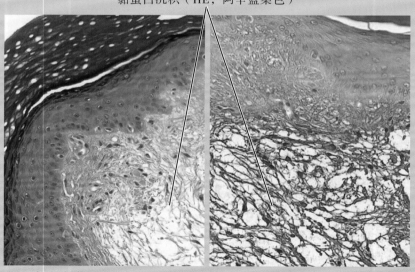

黏蛋白沉积（HE，阿辛蓝染色）

Hi：表皮变薄，表皮突变平，附属器萎缩，真皮中上部弥漫性黏蛋白沉积，增粗的胶原束（纤维黏蛋白沉积症）致密排列，成纤维细胞增生，稀疏的淋巴细胞浸润

胫前黏液性水肿：与甲状腺功能障碍有关。

鉴别诊断：硬化性黏液水肿（Arndt-Gottron 综合征）

拇指根部
苔藓样丘疹

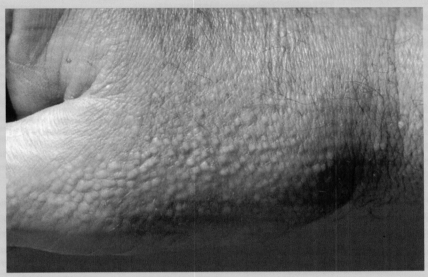

CI：苔藓样丘疹和弥漫性象皮样增厚伴张力线处的深皱褶。部分病人伴单克隆丙球蛋白病

黏蛋白沉积（HE，阿辛蓝染色）

成纤维
细胞增多

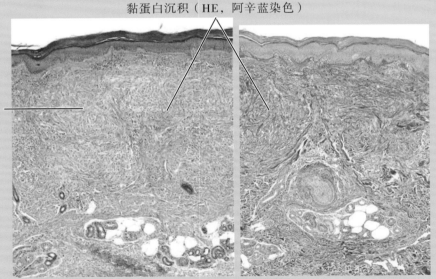

Hi：真皮内黏蛋白沉积，胶原束增厚，些许浆细胞

鉴别诊断：网状红斑性黏蛋白沉积症

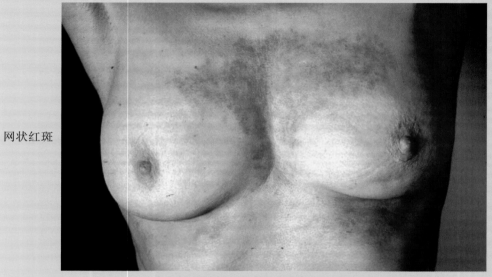

网状红斑

CI：纤细的网状红斑，好发于胸部

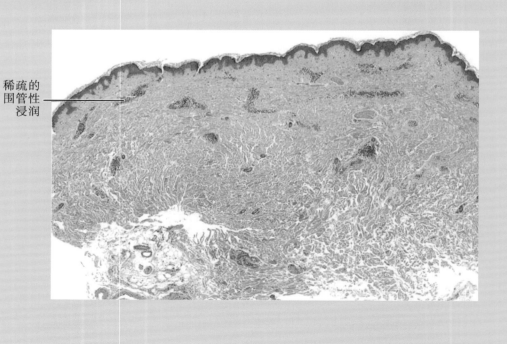

稀疏的
围管性
浸润

沉积和贮积

网状红斑性黏蛋白沉积症

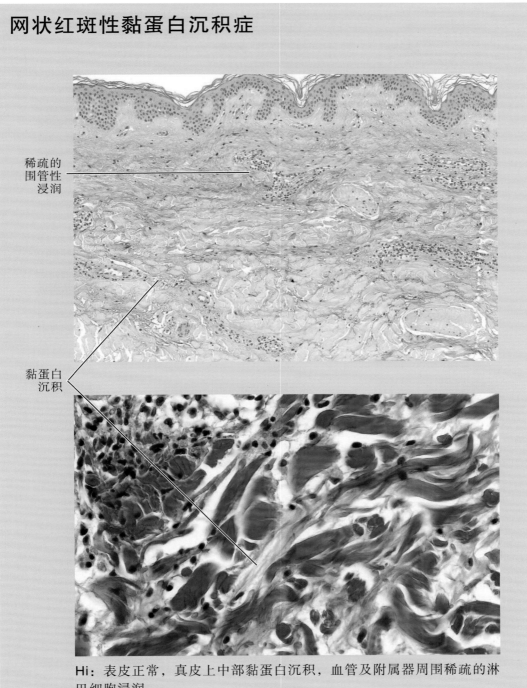

稀疏的
围管性
浸润

黏蛋白
沉积

Hi：表皮正常，真皮上中部黏蛋白沉积，血管及附属器周围稀疏的淋巴细胞浸润

鉴别诊断：淋巴瘤相关性毛囊黏蛋白沉积症（亲毛囊性蕈样肉芽肿）

浸润性斑块

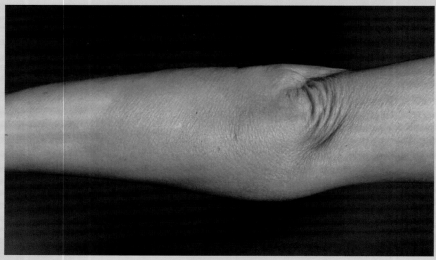

CI：浸润性红色斑块

亲毛囊性淋巴细胞浸润

毛囊黏液变性

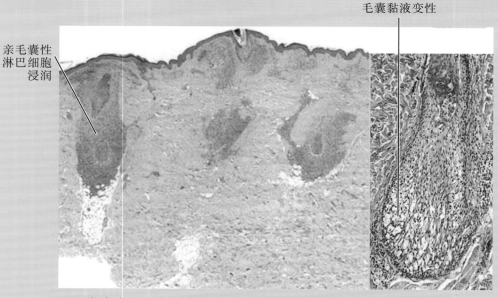

Hi：亲表皮性和亲毛囊性淋巴细胞浸润。毛囊黏液变性

鉴别诊断：指趾或唇部黏液样假性囊肿

远端指间
关节上方
囊肿

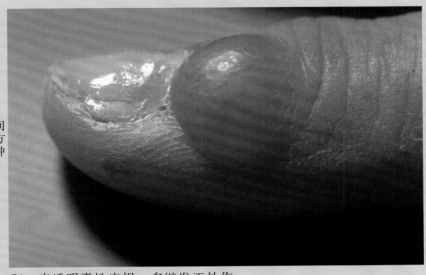

CI：半透明囊性皮损，多继发于外伤

黏蛋白沉积（HE，阿辛蓝染色）

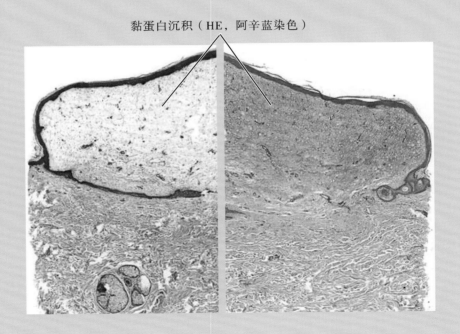

黏液样假性囊肿

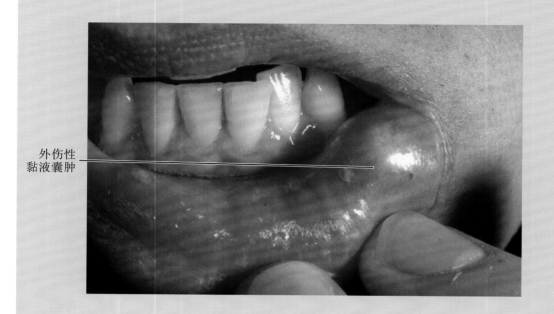

外伤性
黏液囊肿

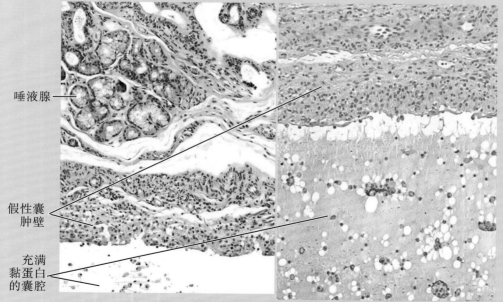

唾液腺

假性囊
肿壁

充满
黏蛋白
的囊腔

Hi：充满疏松黏液样物质的囊腔；上皮缺失；边缘的成纤维细胞和胶原
纤维束排列整齐而且紧密，形成纤维结缔组织壁（假性囊肿）

鉴别诊断：**皮肤黏液瘤**

CI：局限性软结节性损害。

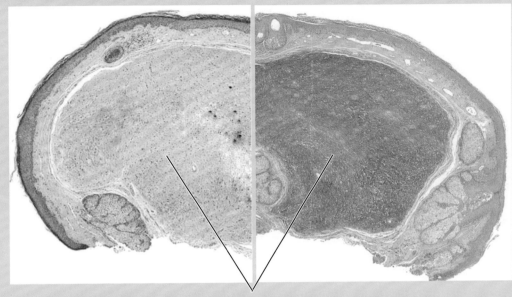

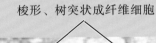

边界清晰、局限性、无包膜的黏蛋白沉积（HE，阿辛蓝染色）

梭形、树突状成纤维细胞

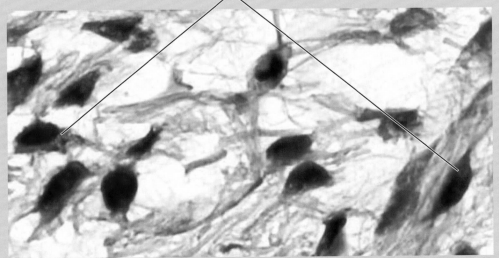

Hi：真皮和皮下组织可见界限清晰的，无包膜的黏蛋白沉积，肌成纤维细胞数量增多，平滑肌肌动蛋白阳性，XIII因子阴性

其他需要鉴别的疾病

皮肤灶性黏蛋白沉积症：真皮内边界不清的黏蛋白沉积；存在平滑肌肌动蛋白阴性、ⅩⅢ因子阳性的树突状细胞。

硬皮病（见 208 页）：胶原纤维束增厚，无巨噬细胞。

Buschke 成人硬肿病：黏多糖沉积导致皮肤弥漫性增厚；"橘皮"样外观；无成纤维细胞数目增多；常合并糖尿病。

红斑狼疮（见 142 页）：血管和附属器周围袖套样淋巴细胞浸润。

神经鞘黏液瘤：界限清晰、S-100 阳性梭形和上皮样细胞呈分叶状增生，黏液样基质。

评　注

神经节和指（趾）黏液样囊肿在组织学上无法鉴别。

参考文献

Bolton J G, Satter E K, 2012. An interstitial granulomatous pattern in localized lichen myxedematosus with associated monoclonal gammopathy. J Cutan Pathol, 39(3): 395–398.

Jackson E M, English J C, 2002. Diffuse cutaneous mucinoses. Dermatol Clin, 20(3): 493–501.

Kerns M J, Mutasim D F, 2010. Focal cutaneous mucinosis in Graves disease: relation to pretibial myxedema. Am J Dermatopathol, 32(2): 196–197.

Li K, Barankin B, 2010. Digital mucous cysts. J Cutan Med Surg, 14(5): 199–206.

Molina-Ruiz A M, Cerroni L, et al, 2014. Cutaneous deposits. Am J Dermatopathol, 36(1): 1–48.

Pomann J J, Rudner E J, 2003. Scleromyxedema revisited. Int J Dermatol, 42(1): 31–35.

Rongioletti F, Rebora A, 2001. Updated classification of papular mucinosis, lichen myxedematosus, and scleromyxedema. J Am Acad Dermatol, 44(2): 273–281.

Sonnex T S, 1986. Digital myxoid cysts: a review. Cutis, 37(2): 89–94.

Takemura N, Fujii N, et al, 2005. Cutaneous focal mucinosis: a case report. J Dermatol, 32(12): 1051–1054.

原型：苔藓样淀粉样变性

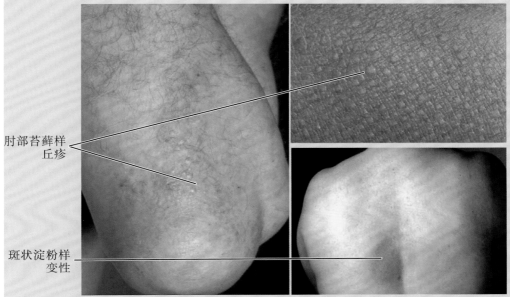

肘部苔藓样
丘疹

斑状淀粉样
变性

CI：慢性瘙痒性疾病，表现为坚实的、密集排列的丘疹，呈苔藓样外观，多见于四肢伸侧

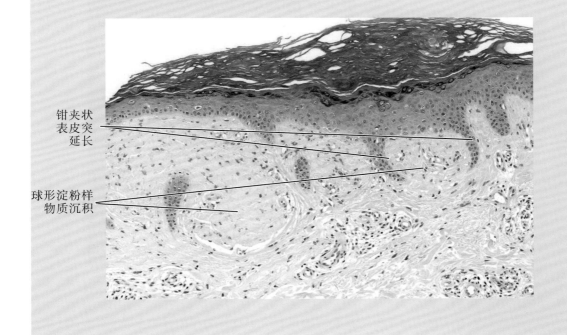

钳夹状
表皮突
延长

球形淀粉样
物质沉积

苔藓样淀粉样变性

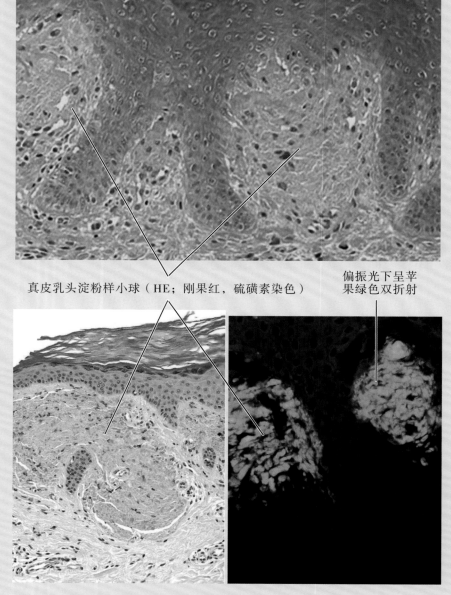

真皮乳头淀粉样小球（HE；刚果红，硫磺素染色）

偏振光下呈苹果绿色双折射

Hi：真皮乳头层嗜酸性球状沉积；后期大块淀粉样物质使真皮乳头增宽；表皮突变平；棘层肥厚，角化过度和颗粒层增厚。偏振光下，刚果红染色或硫磺素染色的标本中淀粉样物质沉积突出显示为苹果绿色双折射

鉴别诊断：胶样粟丘疹

淡黄色丘疹
和斑块

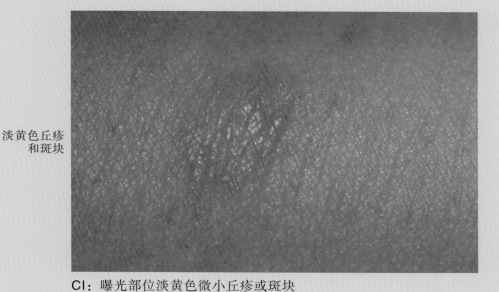

CI：曝光部位淡黄色微小丘疹或斑块

呈团块状
变性的
弹性纤维

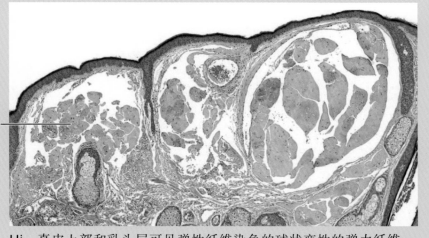

Hi：真皮上部和乳头层可见弹性纤维染色的球状变性的弹力纤维

沉积和贮积

其他需要鉴别的疾病

　　皮肤黏膜透明变性（类脂质蛋白沉积症）：为遗传性疾病，糖蛋白积聚累及皮肤、神经系统和其他器官。真皮内无定形、嗜酸性透明物质 (PAS 阳性) 呈同心圆样沉积在血管壁及小汗腺周围。

参考文献

Breathnach S M, 1988. Amyloid and amyloidosis. J Am Acad Dermatol, 18(1 Pt 1): 1–16.

Molina-Ruiz A M, Cerroni L, et al, 2013. Cutaneous Deposits. Am J Dermatopathol, 36(1): 1–48.

原型：皮肤钙质沉着症

拇指尖钙质
沉着症

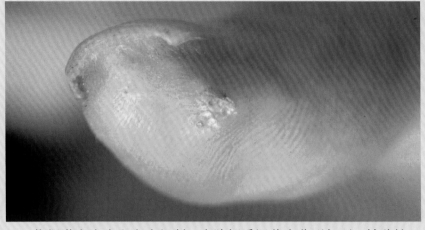

CI：依据潜在疾病和发病机制，皮肤钙质沉着症分型如下：转移性、营养不良性和肿瘤性钙质沉着症。可见坚硬丘疹或皮下斑块，常伴白垩样物质排出

钙质沉积 —

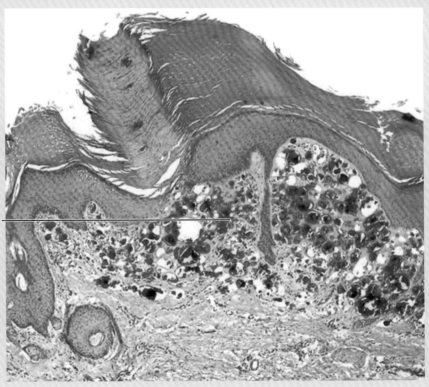

沉积和贮积

皮肤钙质沉着症

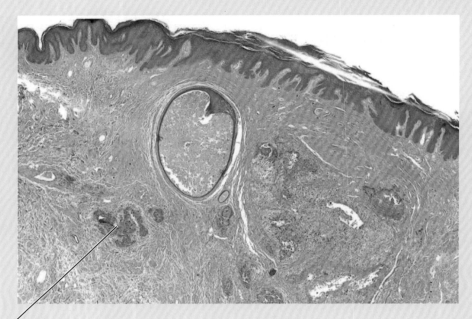

钙质沉积

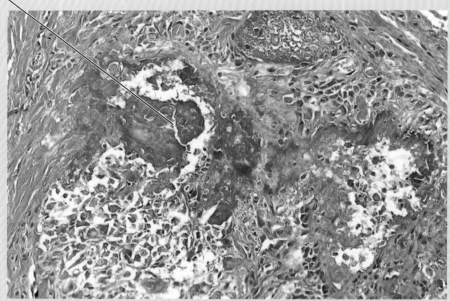

Hi：真皮和（或）皮下散碎的嗜碱性（H&E）团块，可见经表皮排出、组织细胞性和肉芽肿性异物反应

变异型（取决于潜在疾病）

营养不良性

转移性：见于维生素 D 过多症、甲状旁腺功能亢进。

代谢性

肿瘤性

特发性

鉴别诊断：CREST 综合征

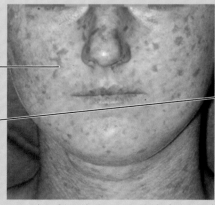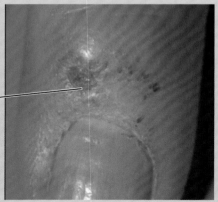

CREST
综合征的
毛细血管
扩张

CREST 综
合征的肢端
钙质沉着症

CI：钙质沉着症，雷诺综合征，食管受累，系统性硬皮病，毛细血管扩张

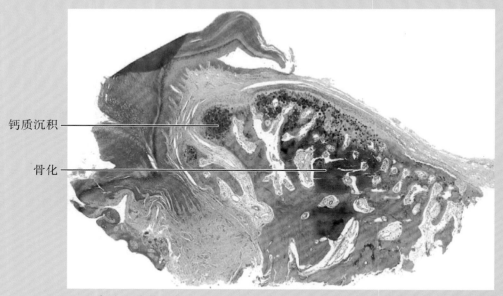

钙质沉积

骨化

Hi：真皮上部钙质沉积，经表皮排出，混合性细胞炎症浸润，偶见肉芽肿

鉴别诊断：**原发性皮肤骨瘤**

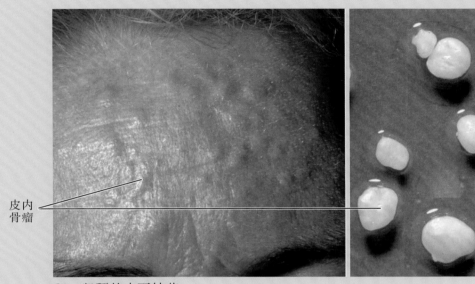

皮内骨瘤

CI：坚硬的皮下结节

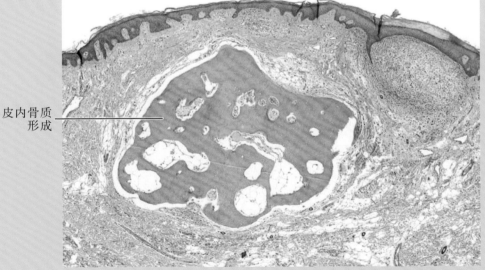

皮内骨质形成

Hi：真皮或皮下组织内的胶原致密骨化，呈板层状和嗜酸性，其内骨陷窝形成，内含成骨细胞，骨质内还内含具有血管的结缔组织（哈氏管）；破骨细胞和多核巨细胞则位于骨质周围；可见造血现象

变异型：Albright 遗传性骨营养不良：凝聚的胶原骨化（板层状骨化）；甲下外生骨疣：软骨骨化伴成熟骨小梁形成。

鉴别诊断：痛风石（痛风）

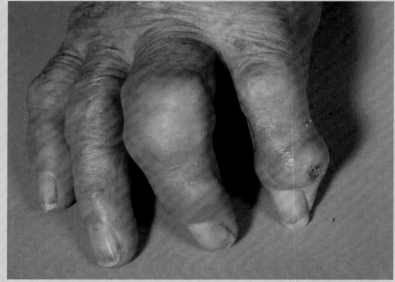

溃疡的质硬结节

CI：皮下组织尿酸结晶积聚，表现为指／趾关节、肘部及其他部位结节，由于嘌呤代谢异常导致

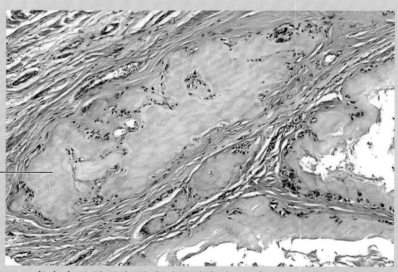

无定形和结晶的一水单钠尿酸盐团块

Hi：真皮内显示无定形嗜酸性或灰色物质（尿酸钠结晶）和针状裂隙，其周边围绕以含异物巨细胞的栅栏状肉芽肿。福尔马林固定的切片可见空隙，而乙醇固定的切片可见密集、多彩、双折射棕色针状结晶

鉴别诊断：类固醇沉积

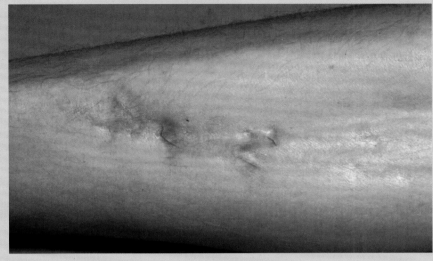

瘢痕性萎缩

CI：临床表现多样，常见其上表皮和真皮萎缩

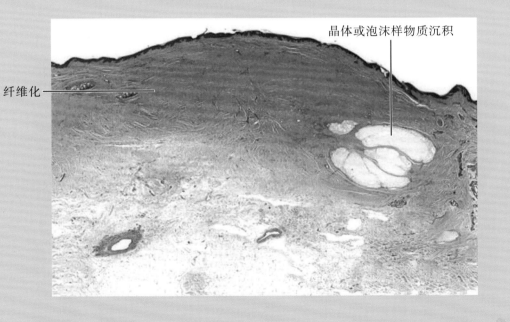

纤维化

晶体或泡沫样物质沉积

沉积和贮积

类固醇沉积

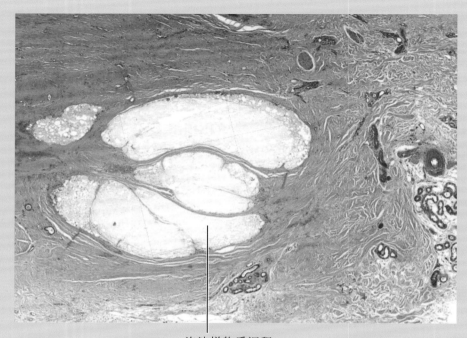

泡沫样物质沉积

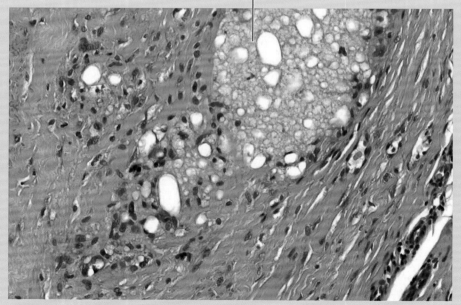

Hi：胶原束间泡沫样无定形物质

其他需要鉴别的疾病

新生儿皮下脂肪坏死：完全位于皮下组织，甘油三酯结晶形成星状裂隙，偶伴钙化，可自愈。

新生儿脂肪硬化病（致命性）

类风湿结节（见 193 页）：嗜酸性坏死区周边围绕栅栏状组织细胞浸润。

Nanta 痣：Unna 痣伴皮肤骨化。

钙化防御（见 261 页）。

参考文献

Abessi B，Meyer D R, et al, 2012. Osteoma cutis (nevus of nanta) of the eyebrow. Ophthal Plast Reconstr Surg, 28(1): 74–75.

Boyd A S, 2011. Panniculitis ossificans traumatica of the lower leg. Am J Dermatopathol, 33(8): 858–860.

Cottoni F，Dell'Orbo C, et al, 1993. Primary osteoma cutis. Clinical, morphological, and ultrastructural study. Am J Dermatopathol, 15(1): 77–81.

Eng A M, Mandrea E, 1981. Perforating calcinosis cutis presenting as milia. J Cutan Pathol, 8(3): 247–250.

Eulderink F, Postma T, 1997. Demonstration of urate in formalin fxative as support for the histopathological diagnosis of gout. Histopathology, 30(2): 195.

Falasca G F, 2006. Metabolic diseases: gout. Clin Dermatol, 24(6): 498–508.

Falsey R R, Ackerman L, 2013. Eruptive, hard cutaneous nodules in a 61-year-old woman. Osteoma cutis in a patient with Albright hereditary osteodystrophy (AHO). JAMA Dermatol, 149(8): 975–976.

Fernandez-Flores A, 2011. Calcinosis cutis: critical review. Acta Dermatovenerol Croat, 19(1): 43–50.

Gfesser M, Worret W I, et al, 1998. Multiple primary osteoma cutis. Arch Dermatol, 134(5): 641–643.

Haro R, Revelles J M, et al, 2009. Plaque-like osteoma cutis with transepidermal elimination. J Cutan Pathol, 36(5): 591–593.

King D F, King L A, 1982. The appropriate processing of tophi for microscopy. Am J Dermatopathol, 4(3): 239.

Pugashetti R, Shinkai K, et al, 2011. Calcium may preferentially deposit in areas of elastic tissue damage. J Am Acad Dermatol, 64(2): 296–301.

Reiter N, El-Shabrawi L, et al, 2011. Calcinosis cutis: part Ⅰ. Diagnostic pathway. J Am Acad Dermatol, 65(1): 1–12; quiz 13–14.

Samaniego-Gonzalez E，Crespo-Erchiga A, et al, 2009. Perforans multiple osteoma cutis on the leg in a young woman. J Cutan Pathol, 36(4): 497–498.

Senti G, Schmid M H, et al, 2001. Multiple miliary osteomata cutis. Excision with "front lift" approach. Hautarzt, 52(6): 522–525.

Talsania N, Jolliffe V, et al, 2011. Platelike osteoma cutis. J Am Acad Dermatol, 64(3): 613–615.

Touart D M, Sau P, 1998. Cutaneous deposition diseases. Part Ⅰ. J Am Acad Dermatol, 39(2 Pt 1): 149–171; quiz 172–174.

Touart D M, Sau P, 1998. Cutaneous deposition diseases. Part Ⅱ. J Am Acad Dermatol, 39(4 Pt 1): 527–544; quiz 545–546.

第 8 章
附属器

原型：寻常痤疮

CI： 与酒渣鼻相比，好发于较为年轻人群。青春期非常常见，表现多样，严重程度不一。

Hi： 累及毛囊皮脂腺单位。毛囊漏斗部可见致密角化过度和囊性扩张。不同亚型表现不同程度粒细胞为主的毛囊周围炎症和脓肿。聚合性痤疮伴瘢痕形成。

变异型：粉刺性痤疮，囊肿性痤疮

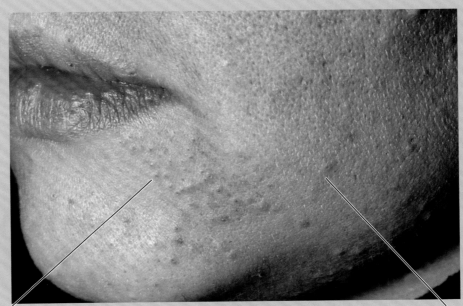

粉刺　　　　CI：闭合性（白头）粉刺进展为开放性（黑头）粉刺　　　　囊肿

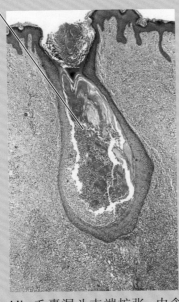 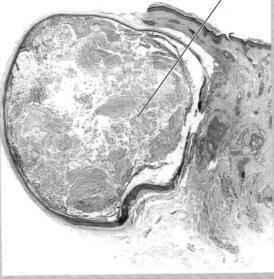

Hi：毛囊漏斗末端扩张，内含角质、皮脂、细菌和碎片（左图）。"假性囊性"结构由毛囊漏斗部演变而来，内含角质细胞、皮脂、细菌和碎片（右图）

变异型：脓疱性痤疮

炎症和脓疱

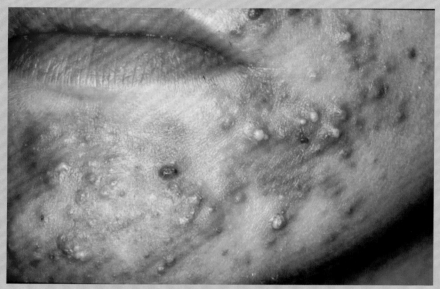

CI：脓疱

伴有异物巨细胞的炎症浸润

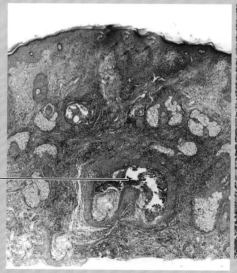

毛囊结
构破坏

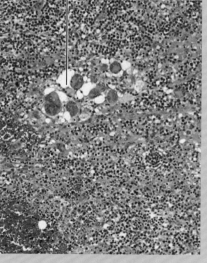

Hi：由于异物和免疫反应引起的混合细胞性炎症浸润

聚合性痤疮：痤疮的严重类型。
暴发性痤疮：罕见、严重的痤疮变异型，伴炎症、出血和溃疡，主要累及胸背。
反向性痤疮（化脓性汗腺炎）。

原型：**酒渣鼻**

毛细血管
扩张性红斑

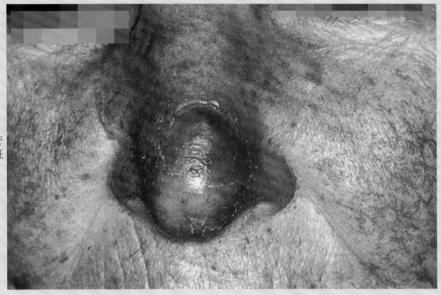

CI：好发于女性面中部和双颊：红斑、毛细血管扩张、丘疹和脓疱

毛细血管扩张

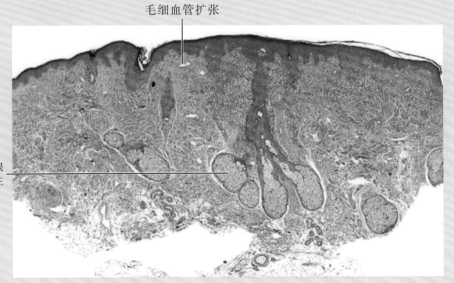

皮脂腺
增生

附
属
器

酒渣鼻

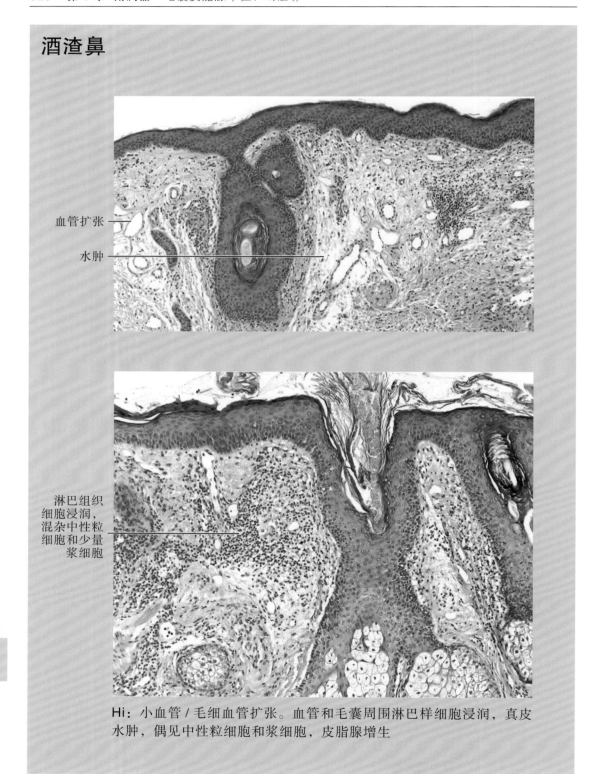

血管扩张

水肿

淋巴组织
细胞浸润，
混杂中性粒
细胞和少量
浆细胞

Hi：小血管 / 毛细血管扩张。血管和毛囊周围淋巴样细胞浸润，真皮水肿，偶见中性粒细胞和浆细胞，皮脂腺增生

变异型：暴发性酒渣鼻（面部脓皮病）

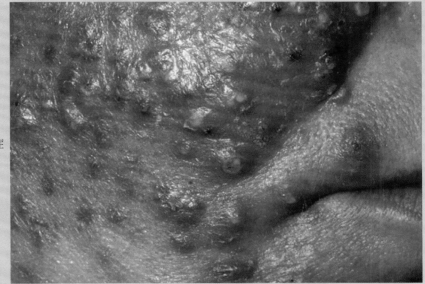

脓疱，炎症

CI：突然发生红斑、斑块和脓疱性结节，无任何痤疮表现

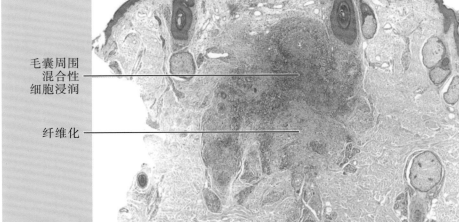

毛囊周围
混合性
细胞浸润

纤维化

Hi：血管和毛囊周围致密炎症浸润，以嗜酸性粒细胞、中性粒细胞
为主，偶见浆细胞；炎症累及真皮全层；间隔和小叶性脂膜炎，不
伴白细胞碎裂

附
属
器

变异型：持久水肿性酒渣鼻（Morbihan 病）

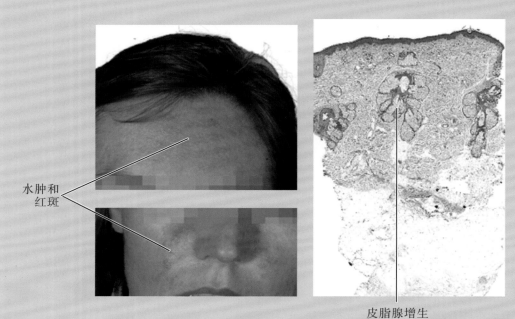

水肿和
红斑

皮脂腺增生

CI：前额和面颊水肿和红斑

扩张的血管

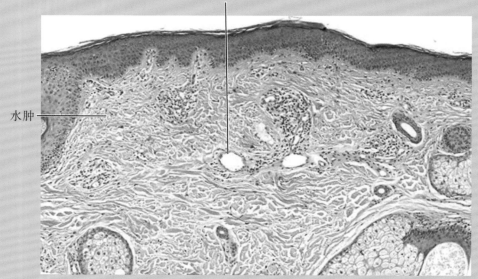

水肿

Hi：和酒渣鼻相似，间质水肿、毛细血管扩张，毛囊周围少许淋巴细胞浸润。许多扩张的淋巴管

变异型：肉芽肿性酒渣鼻

丘疹和红斑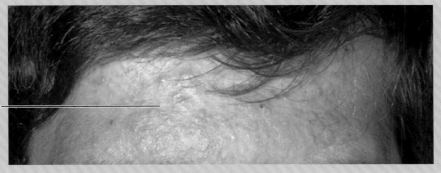

丘疹和红斑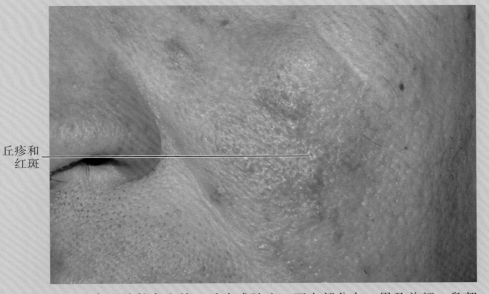

CI：红色和淡棕色斑块、丘疹或脓疱，面中部分布，累及前额、鼻部和面颊

肉芽肿性酒渣鼻

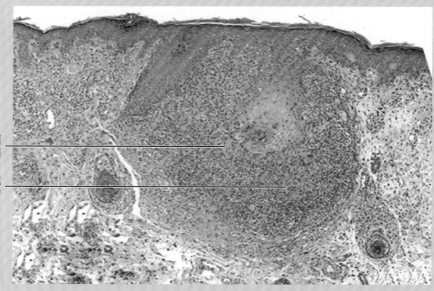

毛囊周围
炎症浸润

上皮样细胞
肉芽肿

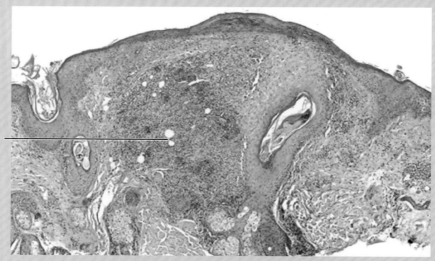

肉芽肿性
浸润

Hi： 毛囊中心性肉芽肿性真皮浸润，可见上皮样细胞、朗汉斯多核巨
细胞；真皮浅层毛细血管扩张，淋巴细胞、中性粒细胞和浆细胞浸润，
皮脂腺增生

附属器

变异型：聚合性酒渣鼻

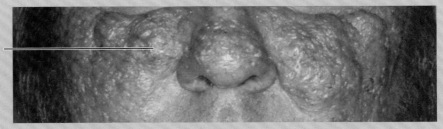

结节性脓肿

CI：严重的酒渣鼻类型，可见结节性脓肿形成

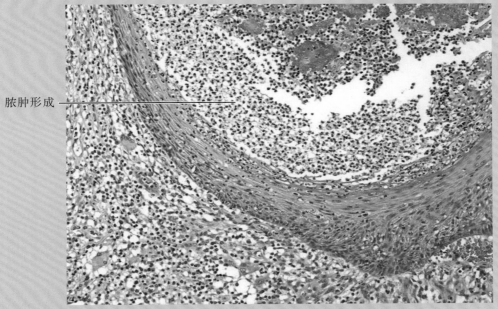

脓肿形成

Hi：广泛粒细胞浸润，伴极重毛囊结构破坏和干酪样坏死

附
属
器

原型：口周皮炎

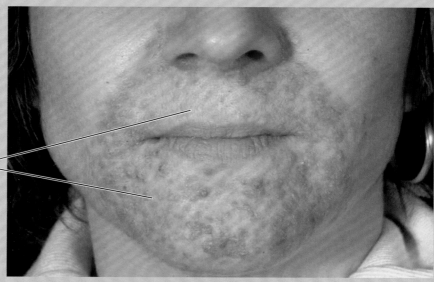

口周丘疹，口唇周边存在皮肤不受累区

CI：年轻女性好发，罕见毛细血管扩张

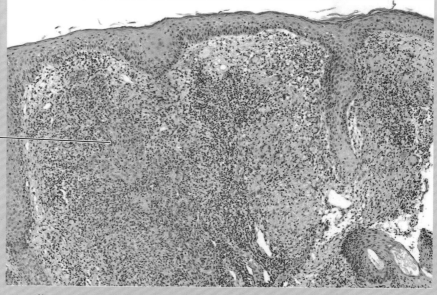

淋巴组织细胞浸润

Hi：淋巴组织细胞浸润，累及毛囊，可见肉芽肿特征

变异型：肥大性酒渣鼻

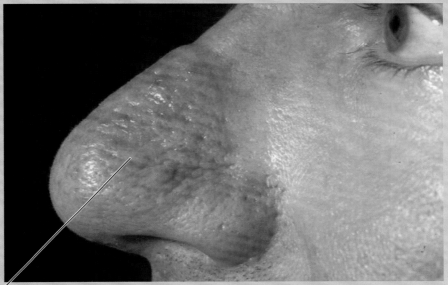

CI：鼻部毁容性增大，油性皮肤，毛细血管扩张和毛孔明显

皮脂腺
增生

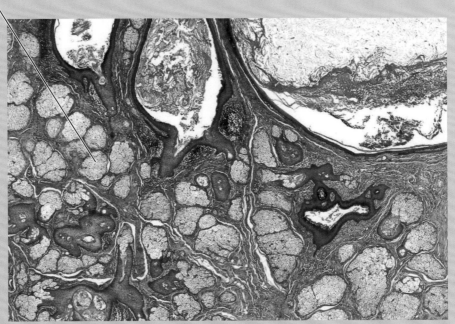

Hi：皮脂腺广泛增生，毛细血管扩张，纤维化

附
属
器

鉴别诊断：蠕形螨性毛囊炎

蠕形螨

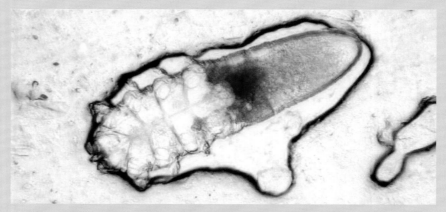

CI：酒渣鼻样丘疹、脓疱，好发于面颊

淋巴组织
细胞浸润，
伴浆细胞

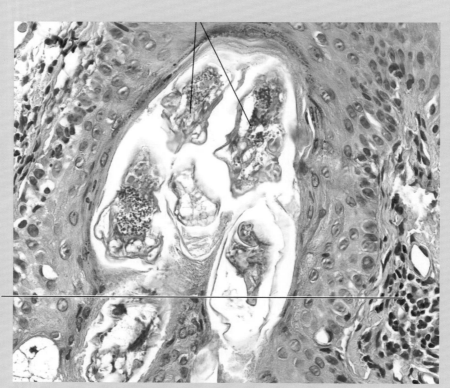

Hi：发炎的毛囊内蠕形螨，其头部朝向毛囊口；可见异物反应

鉴别诊断：**糠秕孢子菌性毛囊炎**

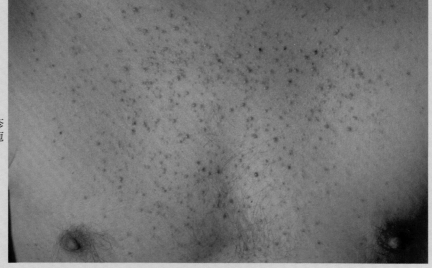

毛囊性小丘疹和脓疱

CI：痤疮样反应，好发面部和胸背，瘙痒

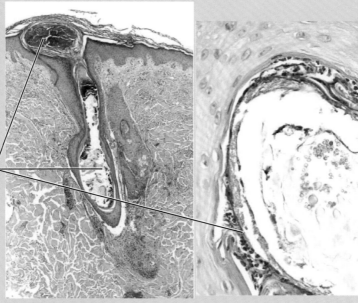

碎片、角质、混合性炎症细胞浸润和毛囊内孢子

Hi：炎性毛囊中检出孢子

鉴别诊断：细菌性毛囊炎

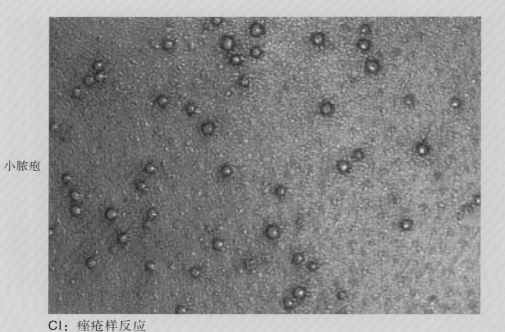

小脓疱

CI：痤疮样反应

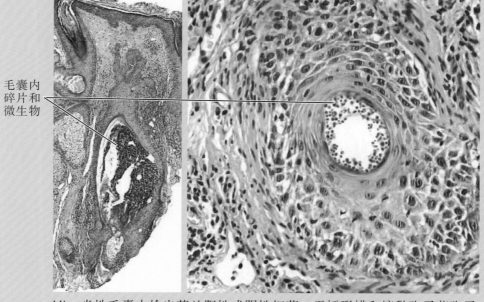

毛囊内
碎片和
微生物

Hi：炎性毛囊内检出革兰阳性或阴性细菌，无蠕形螨和糠秕孢子菌孢子

鉴别诊断：HIV 相关性嗜酸性毛囊炎和丘疹性发疹

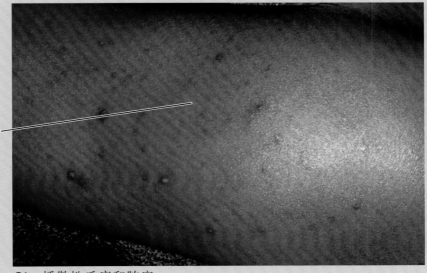

下肢小丘疹和脓疱

CI：播散性丘疹和脓疱

毛囊口充满中性粒细胞和嗜酸性粒细胞

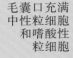

淋巴组织细胞浸润，伴许多嗜酸性粒细胞

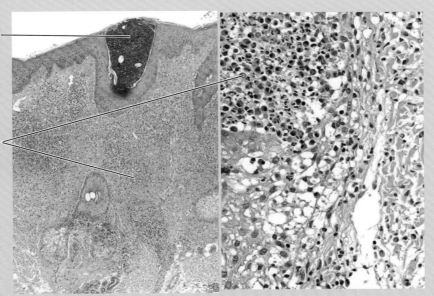

Hi：炎性毛囊，混杂嗜酸粒细胞；血清学检查结果阳性

附属器

毛癣菌病：炎性毛囊中检出菌丝（PAS 或 Grocott 染色）。

Ofuji 嗜酸性毛囊炎：毛囊周围淋巴组织细胞浸润，伴大量嗜酸粒细胞，发炎的毛囊口和漏斗部嗜酸粒细胞聚集。

面部播散性粟粒状狼疮：真皮肉芽肿，伴中央坏死和中性粒细胞（见 184 页）。

参考文献

Cribier B, 2013. Rosacea under the microscope: characteristic histological findings. J Eur Acad Dermatol Venereol, 27(11): 1336–1343.

Perrigouard C, Peltre B, et al, 2013. A histological and immunohistological study of vascular and inflammatory changes in rosacea. Ann Dermatol Venereol, 140(1): 21–29.

Sanchez J L, Berlingeri-Ramos A C, et al, 2008. Granulomatous rosacea. Am J Dermatopathol, 30(1): 6–9.

原型：拔毛癖

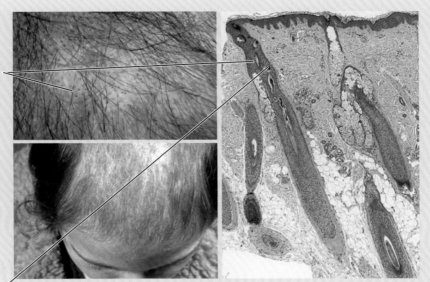

残留毛囊

人为性脱发
的典型模式

色素管型

CI： 局限性脱发区，单发，罕见多发，毛发脱失不完全，伴长短不一短发；只有长度至少 3mm 以上的毛发才能被拔除。常见毛干远端分叉和断裂残缘，断发可呈黑点状

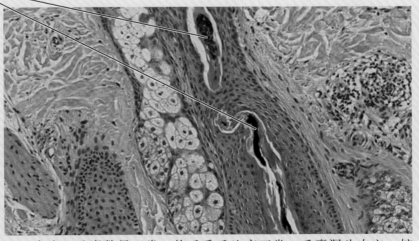

Hi： 表皮、毛囊数量正常，终毛毳毛比率正常，毛囊漏斗中空、扩张，退行期和休止期毛发比率增加，毛囊上皮周围可见裂隙，毛囊周围可见红细胞和出血，无炎症浸润，可发生毛发软化

变异型： 牵拉性和压力性脱发。

鉴别诊断：额部纤维性脱发

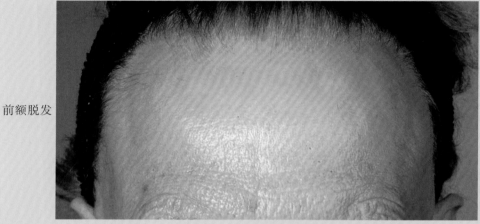

前额脱发

CI：前额脱发

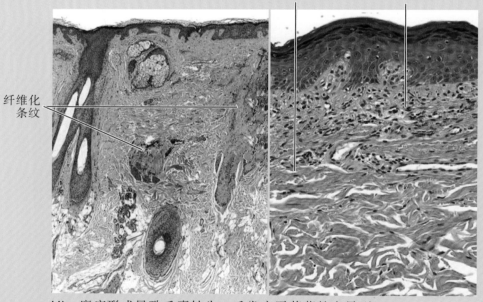

粗大的胶原束　　　　噬黑素细胞

纤维化条纹

Hi：瘢痕形成导致毛囊缺失，毛发扁平苔藓的变异型

评　注

额部纤维性脱发被认为是晚期毛发扁平苔藓。

　　斑秃（见 342 页）。

　　雄激素性脱发（见 344 页）：毳毛终毛比率增大，常见毛囊周围淋巴细胞浸润，无毛发软化。

　　弥漫性休止期脱发。

参考文献

Davis-Daneshfar A, Trueb R M, 1995. Tonsural trichotillomania. Hautarzt, 46(11): 804−807.

Stefanato C M, 2010. Histopathology of alopecia: a clinicopathological approach to diagnosis. Histopathology, 56(1): 24−38.

附属器

原型：斑秃

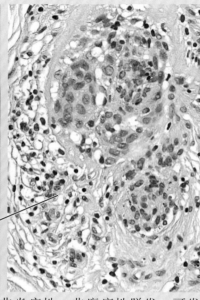

毛囊存留

毛球周围和
毛球内淋巴
细胞浸润

CI：局灶性、多发性或弥漫性非炎症性、非瘢痕性脱发；可发展为全部头发脱落（全秃），或者全部头发和体毛脱落（普秃）。有时可伴甲改变（甲凹点）

休止期和
退行期毛囊

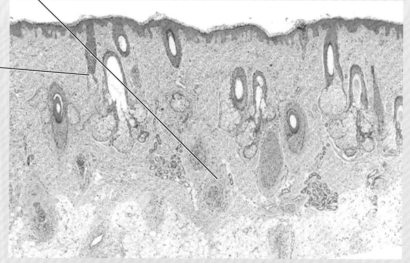

Hi：毛球周及毛球内淋巴细胞浸润，生长期终毛数量减少，退行期和休止期终毛增加，偶见嗜酸性粒细胞，毛母质水肿，毛球部色素失禁，可见血管纤维性条索

变异型

晚期：血管或毛球周围无或很少炎症浸润，小型化毳毛增多。

鉴别诊断：雄激素性脱发

前额部
毛发变细

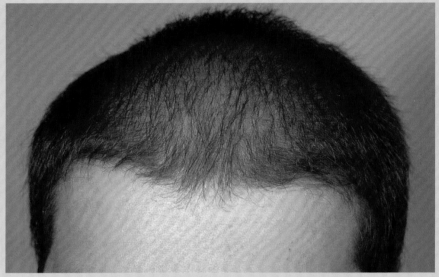

CI：弥漫性脱发，常从额顶部开始；分男性型和女性型

霉毛毛囊

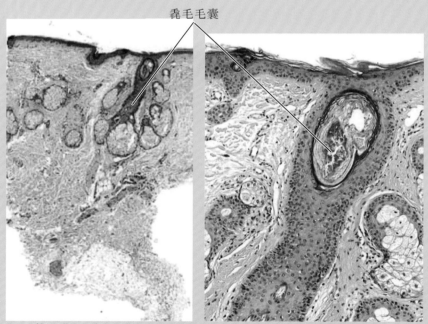

Hi：休止期毛囊相对增加，无瘢痕，无或极少的毛囊周围炎征

其他需要鉴别的疾病

额部纤维性脱发（见 340 页）。

梅毒性脱发（晕状脱发）。

参考文献

Ihm C W, Hong S S, et al, 2004. Histopathological pictures of the initial changes of the hair bulbs in alopecia areata. Am J Dermatopathol, 26(3): 249–253.

Lee J Y, Hsu M L, 1991. Alopecia syphilitica, a simulator of alopecia areata: histopathology and differential diagnosis. J Cutan Pathol, 18(2): 87–92.

Miteva M, Misciali C, et al, 2012. Histopathologic features of alopecia areata incognito: A review of 46 cases. J Cutan Pathol, 39(6): 596–602.

Muller C S, Shabrawi-Caelen L El, 2011. "Follicular Swiss cheese" pattern-another histopathologic clue to alopecia areata. J Cutan Pathol, 38(2): 185–189.

Stefanato C M, 2010. Histopathology of alopecia: a clinicopathological approach to diagnosis. Histopathology, 56(1): 24–38.

附属器

原型：晚期瘢痕性脱发（Brocq 假性斑秃）

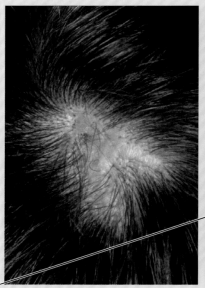

毛囊消失

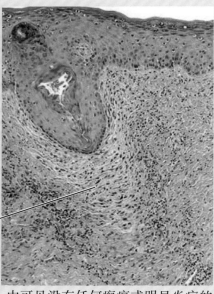

毛囊瘢痕
形成

CI： 与斑秃类似，在"假性斑秃"中可见没有任何瘢痕或明显炎症的小面积脱发。如果不是所有病例，至少有些病例是头皮红斑狼疮或扁平苔藓晚期

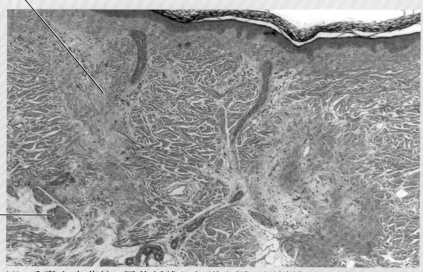

残存的
立毛肌

Hi： 毛囊上皮萎缩、层状纤维组织增生同心圆样排列，异物炎症反应，毛囊和皮脂腺选择性缺失，毛囊周围少量淋巴组织细胞浸润，表皮正常或萎缩，可见纤维条索

变异型

　　早期毛发扁平苔藓：苔藓样界面皮炎，毛囊数量减少，无黏蛋白沉积，毛囊周围淋巴细胞浸润，毛囊周围纤维增生。

　　额部纤维性脱发（见 340 页）被认为是毛发扁平（红）苔藓的变异型。

鉴别诊断：晚期盘状红斑狼疮

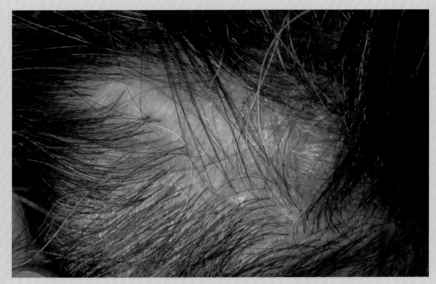

Cl：瘢痕性脱发，无毛囊

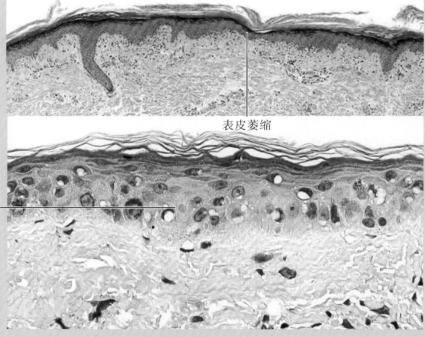

表皮萎缩

表皮结构受损

Hi：萎缩，毛囊结构消失，纤维化

参考文献

Annessi G, Lombardo G, et al, 1999. A clinicopathologic study of scarring alopecia due to lichen planus: comparison with scarring alopecia in discoid lupus erythematosus and pseudopelade. Am J Dermatopathol, 21(4): 324–331.

Bergner T, Braun-Falco O, 1991. Pseudopelade of Brocq. J Am Acad Dermatol, 25(5 Pt 1): 865–866.

Braun-Falco O, Imai S, et al, 1986. Pseudopelade of Brocq. Dermatologica, 172(1): 18–23.

Moure E R, Romiti R, et al, 2008. Primary cicatricial alopecias: a review of histopathologic findings in 38 patients from a clinical university hospital in Sao Paulo, Brazil. Clinics (Sao Paulo), 63(6): 747–752.

Silvers D N, Katz B E, et al, 1993. Pseudopelade of Brocq is lichen planopilaris: report of four cases that support this nosology. Cutis, 51(2): 99–105.

Stefanato C M, 2010. Histopathology of alopecia: a clinicopathological approach to diagnosis. Histopathology, 56(1): 24–38.

Trachsler S, Trueb R M, 2005. Value of direct immunofuorescence for differential diagnosis of cicatricial alopecia. Dermatology, 211(2): 98–102.

Whiting D A, 1999. Traumatic alopecia. Int J Dermatol, 38 Suppl 1: 34–44.

附属器

索 引